De olho na postura

Dados Internacionais de Catalogação na Publicação (CIP)
(Câmara Brasileira do Livro, SP, Brasil)

Ribeiro, Christina
   De olho na postura : cuide bem do seu corpo nas atividades do dia a dia / Christina Ribeiro, Victor Liggieri. – São Paulo : Summus, 2010.

   ISBN 978-85-323-0704-0

   1. Postura 2. Postura – Distúrbios I. Liggieri, Victor. II. Título

10-08807   CDD-613.78

Índice para catálogo sistemático:
1. Educação postural : Promoção da saúde   613.78

Compre em lugar de fotocopiar.
Cada real que você dá por um livro recompensa seus autores
e os convida a produzir mais sobre o tema;
incentiva seus editores a encomendar, traduzir e publicar
outras obras sobre o assunto;
e paga aos livreiros por estocar e levar até você livros
para a sua informação e o seu entretenimento.
Cada real que você dá pela fotocópia não autorizada de um livro
financia um crime
e ajuda a matar a produção intelectual em todo o mundo.

De olho na postura

Cuide bem do seu corpo nas atividades do dia a dia

Christina Ribeiro

Victor Liggieri

summus
editorial

DE OLHO NA POSTURA
Cuide bem do seu corpo nas atividades do dia a dia
Copyright © 2010 by Christina Ribeiro e Victor Liggieri
Direitos desta edição reservados por Summus Editorial

Editora executiva: **Soraia Bini Cury**
Editora assistente: **Salete Del Guerra**
Assistente editorial: **Carla Lento Faria**
Fotografias do miolo: **Lucia Mindlin Loeb (caps. 1, 2 e 4) e Dani Sandrini (cap. 3)**
Fotografias de capa, contracapa e orelha: **Lucia Mindlin Loeb**
Projeto gráfico e diagramação: **Pólen Editorial**
Capa: **Marcio Soares**
Impressão: **Geográfica Editora**

Summus Editorial
Departamento editorial
Rua Itapicuru, 613 – 7º andar
05006-000 – São Paulo – SP
Fone: (11) 3872-3322
Fax : (11) 3872-7476
http://www.summus.com.br
e-mail: summus@ summus.com.br

Atendimento ao consumidor
Summus Editorial
Fone: (11) 3865-9890

Vendas por atacado
Fone: (11) 3873-8638
Fax : (11) 3873-7085
e-mail: vendas@summus.com.br

Impresso no Brasil

Aos meus queridos pais, Luis Otávio e Eli, aos estimados irmãos, Fábio, Cássio e Gisela, e às queridas cunhadas e cunhado, Maria Cristina, Iracema e Sérgio, pelo apoio e carinho constantes.

Aos sobrinhos, Carolina, André, Guilhermina, Bruna, Sophia e Carolininha, que tornam minha vida mais feliz com sua simples presença!

Aos amigos de sempre, Analu Filippi, Carlos Walter Sobrado, Eduardo Lemos, João Luiz Filippi Costa, Leila Garcia, Paula Trabulsi e Silian Fritschy, pelo incentivo em todas as circunstâncias.

Christina Ribeiro

A toda a minha família, aos meus amigos e aos meus pais. Agradeço a eles pelo constante apoio, especialmente nos momentos de pouca atenção à família na realização deste livro; pelo amor, carinho e inspiração que me trazem a cada dia. Ao meu irmão, André, cujo talento precioso me leva a ser um ser humano mais humilde perto da sua capacidade.

Aos meus pacientes, que, por meio de sua confiança no trabalho, tanto me ensinam e me tornam mais ciente da busca do conhecimento.

A Deus acima de tudo, que planejou colocar todas essas pessoas no meu caminho e me dá força para o aprendizado e a realização constantes.

Victor Liggieri

Agradecimentos

Agradeço com todo meu carinho aos grandes mestres Maria Duschenes, Ivaldo Bertazzo, André Trindade, J. C. Violla, Maria Emília Mendonça, Renata Macedo Soares, Mônica Monteiro, Rosangela Accioli e Mariana Muniz pelo talento e genialidade próprios de cada um e por todos os ensinamentos transmitidos. Espero que a sabedoria de cada um esteja incorporada e presente em meus trabalhos.

À Silvia Rosenbaum, pelo profissionalismo e carinho dispensados na revisão de nossos textos.

Às colegas (Daniela Montans, Márcia Ricciardi de Paula, Maria Emília Mendonça, Maria do Carmo Arcieri, Maria José Olmos, Silvia Junqueira Bei) e às funcionárias (Sônia Baioco e Cássia Oliveira) do Instituto Maria Emília Mendonça, minha gratidão pela compreensão de alguns transtornos que invadem a rotina quando assumimos o compromisso de escrever um livro.

À diretoria da Escola Jacarandá, por acreditar que um trabalho preventivo pode melhorar a saúde de seus profissionais.

À doutora Telma Zakka, pelo empenho, incentivo e pelas orientações no capítulo destinado às gestantes.

Ao fisioterapeuta Maciel Murari Fernandes, por ter despertado meu interesse pelo estudo da dor e por ter me apresentado a grande mestra e doutora Lin Tchia Yeng, que cuida com tanto profissionalismo e carinho de meus alunos. E, finalmente, a estes, pela confiança e respeito que sempre demonstraram por mim e por meu trabalho. Seguramente, vocês são grandes fontes de aprendizado e inspiração!

Christina Ribeiro

Agradeço a todas as pessoas que se tornaram inspiração pela busca constante de aprendizado, inicialmente no estudo da dor, como o dr. João Figueiró, e especialmente a dra. Lin Tchia Yeng, cuja dedicação absoluta à evolução do estudo da dor crônica no Brasil permite-lhe compartilhar novos conhecimentos e abordagens.

Às pessoas que abriram as portas para o entendimento do corpo em movimento e sua relação com o comportamento e a dor: Mônica Monteiro, Ivaldo Bertazzo, Elizabete Medeiros, Maciel Murari Fernandes, Cecila Stephan e especialmente a Larinha (Lara Guerra Jobim), que, além de me consertar quando ainda não sonhava em estudar o movimento, me inspirou nos conceitos mais abrangentes da fisioterapia e do ser humano, auxiliando a transformar meu olhar sobre esse tão precioso ofício.

Outras pessoas especiais passaram e deixaram pegadas que serviram de base para a constante busca da compreensão da relação mente/corpo em suas diversas esferas, como Yara Lorenzetti, Maria Emília Mendonça, Ticiane Cruz, Bruno G. Ruggi, Pedro Rizzi e Mariângela Vieira, entre outras.

Aos colegas do Grupo de Dor do Hospital das Clínicas, que me fazem crescer constantemente como profissional e inspiram a todos com sua dedicação aos pacientes com dor crônica, especialmente Mirlene Gardim, Karla Braga e Isabel Luna.

Aos modelos que participaram do livro em nossas sessões intermináveis de fotos regadas a bolo de chocolate da Nanci.

Em especial, à minha colega Christina Ribeiro, por todos os momentos exaustivos de cursos, aulas, discussões, estudos e empenho na elaboração desta obra. Sua paciência, dedicação e afeto tornaram esta experiência altamente transformadora em minha vida. Sem ela, nada disso seria possível.

Victor Liggieri

Sumário

Prefácio – Dra. Lin Tchia Yeng 10

1. Corpo e movimento 12
Introdução 13
O movimento 15
O gesto 15
Organização motora 16
Gestos e posturas do cotidiano 18
Prevenir, o melhor remédio 20
Fixação e alternância 21

2. Orientações posturais 22
Informações básicas 24
A postura sentada 32
A postura em pé 37
Agachar e pegar um objeto no chão 41
Carregar peso 46
O ambiente doméstico 48
O escritório 66
A escola 70
O carro 83

O sono 87
Atividades com o bebê 93

3. Gestantes 102
A postura em pé 104
A postura sentada 106
Como agachar 110
A postura durante o sono 112
Posturas de descanso 113
Como levantar da cama 115

4. Ergonomia 116
Material de escritório 117
Sono 119

5. Dor crônica 122

6. Duas histórias para contar 124
José e Guita Mindlin 125
Desvendando um mistério 125

Prefácio

De olho na postura é um dos primeiros livros escritos em língua portuguesa a abordar assuntos como a postura e os cuidados que se devem observar na rotina diária, em diversos ambientes e momentos da vida. É bastante completo porque enfoca especialmente crianças e adolescentes, que caracterizam uma população habitualmente "esquecida" nos livros do gênero. Além disso, mostra as posturas mais indicadas para as gestantes e aquelas que as mães devem adotar ao cuidar do bebê.

A obra contempla os interessados em aumentar a consciência corporal. É preciso avaliar como a rotina diária afeta a postura, a coluna e até a aparência. O corpo, diante de uma postura correta, facilita os movimentos mais harmoniosos, diminui o gasto energético e evita sobrecargas musculoesqueléticas, que ocasionam dor, diminuição da amplitude de movimento e movimentos restritos.

Os autores utilizaram linguagem clara, precisa e objetiva, aliada a fotografias explicativas, nas diversas situações de atividades diárias. Assim, o livro, bastante didático e de fácil aplicabilidade, possibilita ao leitor visualizar cuidados que podem aumentar sua qualidade de vida.

As dores musculoesqueléticas são a causa mais frequente de incapacidade laboral temporária ou permanente. As sociedades modernas testemunham aumento vertiginoso do número de pessoas com dor crônica nas últimas décadas. A intensificação do ritmo, a mecanização e a informatização do trabalho; a adoção de movimentos de repetição e posturas inadequadas nas atividades do dia a dia; e a ausência de pausas e repousos adequados facilitam os eventos dolorosos. Fatores individuais, como aumento do sedentarismo e do peso, piora da qualidade do sono, uso de mobiliário e equipamentos inadequados ou nem sempre ajustáveis, aumento de sobrevida, menor tolerância ao sofrimento, maior vigilância e percepção de estressores na vida, entre outros, também contribuem para o aumento do número de pessoas com queixas de dor.

Os avanços nas técnicas diagnósticas, que possibilitaram detecções mais precoces e frequentes das síndromes dolorosas, e a divulgação do impacto da dor e da incapacidade na vida das pessoas – tanto nos aspectos físicos, psicológicos, interpessoais e sociais como na qualidade de vida –, pela mídia e no meio social, tornaram as pessoas mais atentas e desejosas de adotar estilos de vida saudáveis e posturas adequadas com o objetivo de prevenir ou diminuir o impacto das doenças.

Por isso, foi com muita alegria que recebi o convite para redigir o prefácio deste livro, escrito por dois grandes amigos e excelentes profissionais que lidam com doentes com dores crônicas e, também, com pessoas que fazem atividades físicas, por prazer ou para prevenir o aparecimento de doenças.

Espero que você se beneficie da leitura!

Dra. Lin Tchia Yeng
Médica fisiatra, mestre e doutora pela Faculdade de Medicina da Universidade de São Paulo e coordenadora do Grupo de Dor do Instituto de Ortopedia e Traumatologia do Hospital das Clínicas da Faculdade de Medicina da Universidade de São Paulo

1. Corpo e movimento

▶ Introdução

Imagine o seguinte diálogo entre fisioterapeuta e paciente:

– Bom dia, doutor.

– Bom dia. Tudo bem?

– Mais ou menos. Já faz alguns anos que tenho uma dor nas costas, na altura da lombar. Já fiz alguns tratamentos, mas ela é persistente! "Vira e mexe", ela está aí. Eu até já me acostumei... Atualmente, tenho uma dor chata no pescoço e meu ombro dói também. Essa dor me incomoda muito e por conta dela não tenho nem conseguido dormir direito! Resolvi então consultar o médico e ele me recomendou fazer as sessões de fisioterapia.

– Qual é a sua profissão?

– Ah, eu abasteço as gôndolas de supermercados.

– Muito bem, vamos lá! Você pode me mostrar de que maneira carrega peso, como faz para levar uma carga pesada para as prateleiras altas do supermercado e qual sua postura ao dormir?

– Como assim, doutor? Não consigo entender! O que isso tudo tem que ver com a minha dor?

Começaremos nosso livro respondendo à pergunta feita no final do diálogo entre paciente e fisioterapeuta: **muito!** A dor tem muito que ver com o modo como você realiza as atividades no dia a dia.

Não só as dores descritas no relato do paciente, mas muitas outras – como tendinites, torcicolos frequentes, artroses, fibromialgia, bursites, síndrome do impacto, síndrome do túnel do carpo, pinçamento de nervo, hérnias de disco, bico de papagaio. Essas dores têm ligação com a forma como usamos o corpo durante as atividades diárias e com a postura que assumimos quando as realizamos.

Os gestos realizados de forma desorganizada e repetitiva e as posturas inadequadas adotadas diariamente são fatores responsáveis pelo desencadeamento e pela perpetuação dessas dores.

O que nos preocupa é que tais dores estão atingindo milhares de pessoas, nas mais diferentes idades.

Constatamos, não à toa, que atualmente diversos trabalhos corporais propõem o desenvolvimento de uma boa postura.

Registros feitos por centros especializados em dor crônica indicam que **60%** das pessoas que procuram esses centros **apresentam dores**

de natureza musculoesquelética[1]. As estatísticas atuais revelam dados impressionantes, entre eles:

- quatro milhões de brasileiros são submetidos a tratamento em razão de dores provocadas pela postura incorreta no trabalho e pela pressão diária de situações competitivas;
- 60% dos pacientes que procuram assistência nos centros de dor têm dor musculoesquelética;
- 50% dos brasileiros procuram consultórios por dor crônica;
- as afecções do aparelho locomotor são as causas mais frequentes da dor crônica;
- 50% a 60% dos pacientes tornam-se incapacitados;
- 80% dos brasileiros desenvolverão dor nas costas (lombalgia) em algum momento da vida;
- 40% da população brasileira apresenta alguma dor musculoesquelética por mais de uma semana em algum estágio da vida.

Essas estatísticas mostram o que podemos observar em nosso dia a dia: quantos amigos e colegas já se queixaram de algum desses tipos de dor, inclusive nós?

Ao desenvolver as orientações que vêm a seguir, nosso desejo é beneficiar o maior número de pessoas com informações simples, mas capazes de interferir na recuperação de pacientes com dores dessa natureza, e atuar primordialmente na prevenção de lesões e desordens posturais tão comuns na atualidade.

Vejamos o que dizem médicos renomados na área de dor crônica acerca dos movimentos e posturas realizados de forma inadequada no dia a dia:

> É importante o conhecimento das atividades realizadas pelos doentes no lar e no trabalho, principalmente como tentativa de identificar posturas inadequadas e os esforços físicos inapropriados adotados durante a sua realização: o ideal é a visita ao local de trabalho e a observação das atividades.[2]

---

1 O sistema musculoesquelético é composto por articulações, músculos e ossos.
2 Teixeira, Manuel Jacobsen; Yeng, Lin Tchia; Kaziyama, Helena. *Dor. Síndrome dolorosa miofascial e dor musculoesquelética*. São Paulo: Roca, 2008.

▶ O movimento

Por meio de um mecanismo complexo e preciso de organização, podemos executar uma variedade infinita de movimentos.

Impulsionados por mais de seiscentos músculos inseridos nos ossos, somos capazes de selecionar centenas deles para realizar os movimentos harmoniosamente.

Porém, isoladamente, um músculo não tem utilidade alguma. Sozinho, ele não é capaz de assumir nenhuma função. Todo movimento que realizamos envolve a participação de muitos músculos. O simples ato de andar, por exemplo, requer a coordenação de cerca de duzentos deles.

O ato de dirigir um veículo, por sua vez, demanda a coordenação de aproximadamente cem músculos. E o simples movimento de levantar uma xícara de café envolve a coordenação de perto de setenta!

Para realizarmos ações motoras, o sistema nervoso central (SNC) envia impulsos nervosos a fim de que os músculos envolvidos na ação funcionem todos juntos, numa sequência ordenada e sincronizada.

Veremos, no decorrer das orientações posturais, como a ligação entre as diferentes partes do corpo pode colaborar para a organização do conjunto.

▶ O gesto

Uma das diferenças notáveis entre os seres humanos e os outros animais é a programação e a função dos movimentos. Os movimentos dos animais são reações instintivas, a serviço basicamente da sobrevivência.

A motricidade dos animais constitui um conjunto de reações irrefletidas, próprias a cada espécie. Tais reações estão programadas geneticamente, com poucas possibilidades de escolha.

Com o ser humano é diferente. Quando nascemos, nossa motricidade não está programada para gerar autonomia com rapidez num curto espaço de tempo. Demoramos a ser independentes e responsáveis por nossa sobrevivência. Porém, somos a única espécie capaz de trazer uma característica individual e expressiva para o movimento. Essa qualidade de movimento é o que denominamos gesto. A capacidade de escolha é um privilégio do ser humano. Portanto, para nós, seres humanos, o movimento desempenha papel fundamental na construção de nossa identidade e de nossa individualidade e é, ao mesmo tempo, a expressão mais fiel dessa singularidade.

Prova disso é observarmos várias pessoas executando o mesmo movimento: cada um o faz à sua maneira. Há muito mais elementos envolvidos em nossas ações do que apenas a motricidade (ato motor).

Nosso movimento distingue-se assim em vários sentidos. Ele pode ter uma característica utilitária, expressiva ou simplesmente de prazer. Seja qual for a intenção, os gestos podem ser executados com base em uma organização motora que favorece – ou não – o bom funcionamento de nosso sistema locomotor. É o que veremos a seguir.

▸ Organização motora

No capítulo anterior, falamos da capacidade do ser humano de individualizar os gestos, isto é, de realizar diversas ações comuns a outros indivíduos de maneira própria, pessoal.

Somos capazes de individualizar os gestos e uma multiplicidade de reações diante da mesma situação, mas também temos, como espécie, uma organização motora que é comum a todos.

O movimento nada mais é que uma tensão conduzida de um músculo para o outro, organizando alavancas ósseas e permitindo ao indivíduo a sensação de um braço inteiro, de uma perna inteira e finalmente de um corpo inteiro. É essa síntese motora que nos fornece a sensação de globalidade, de unidade.[3]

É dessa forma global que sentimos e registramos um movimento. É assim que descrevemos nossos movimentos: "quando estendo o braço", "quando flexiono a coluna", "quando estendo ou flexiono a perna", e assim por diante. Não ouvimos ninguém dizer: "Quando tensiono meu músculo tibial anterior e flexiono

---

[3] Béziers; Marie-Madeleine; Piret, S. *A coordenação motora: aspecto mecânico da organização psicomotora do homem.* São Paulo: Summus, 1992.

assim meu tornozelo, ele passa a tensão para o meu músculo sartório, que roda internamente minha tíbia e ao mesmo tempo auxilia na rotação externa da minha articulação coxofemoral"...

Mas é assim que o movimento acontece. Essa tensão conduzida de um músculo a outro ocorre em um sistema complexo e preciso de transmissão de força. O encadeamento de tensão, que passa de uma articulação para outra e gera o movimento, traz-nos a noção de unidade, de globalidade.

Assim, podemos afirmar que, se uma articulação se desorganiza, ela pode comprometer as articulações vizinhas, que terão de se adaptar a essa desorganização.

É nesse conceito que acreditamos. Portanto, a partir de agora você poderá compreender por que corrigir um movimento ou uma postura inadequada demanda a correção das diferentes partes do corpo (mesmo daquelas que não estejam "diretamente" envolvidas na postura ou ação).

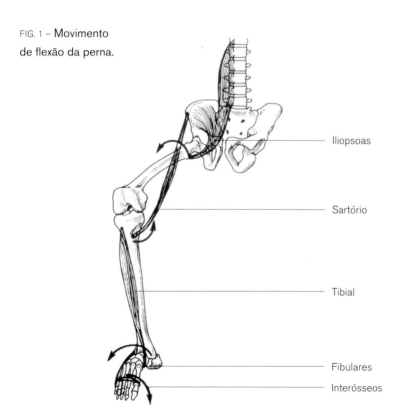

FIG. 1 – **Movimento de flexão da perna.**

Iliopsoas

Sartório

Tibial

Fibulares
Interósseos

▶ Gestos e posturas do cotidiano

Você já parou para observar o número de ações motoras que realizamos com o corpo durante um único dia?

Andar, sentar, deitar, abaixar, levantar, carregar peso, falar ao telefone, comer, ler, escovar os dentes, tomar banho, digitar, subir escadas, ficar em pé numa fila, dirigir etc. são ações repetidas por longos anos.

Repare como cada pessoa tem um jeito próprio de planejar e executar uma mesma ação.

Ainda bem que é assim. Isso nos caracteriza como indivíduos, revela nossa maneira de ser e nos ajuda a nos tornar únicos. Porém, dependendo da forma como executamos os movimentos,

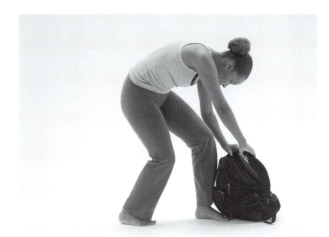

FIGS. 2, 3, 4 E 5 – **Cada pessoa executa determinadas ações motoras de maneira própria.**

FIG. 2

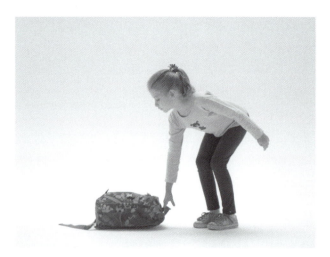

FIG. 3

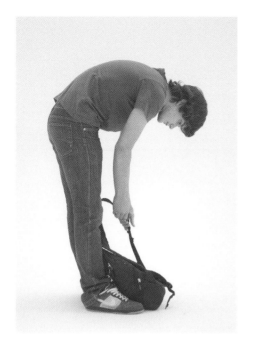

FIG. 4

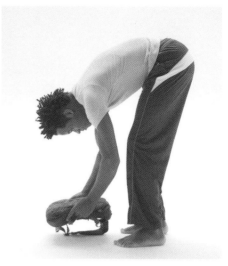

FIG. 5

podemos aumentar a sobrecarga no aparelho locomotor e elevar o risco de lesões.

Em nossas avaliações, constatamos que as tensões musculares e o mau funcionamento das articulações são causas frequentes de dor. Contudo, percebemos que muitas vezes os indivíduos que sofrem com dores crônicas nem desconfiam que elas estejam relacionadas com as suas atividades rotineiras.

Quando perguntamos aos pacientes e alunos se relacionam sua dor com alguma ação realizada no cotidiano, eles nos respondem que não. A maioria das pessoas ainda não consegue discriminar os fatores de piora da dor quando a questão é postura e movimento. Entendemos essa dificuldade. É preciso admitir que não temos uma educação corporal de base. Normalmente, só entramos em contato com tais informações quando estamos com dor.

Ao mesmo tempo, um relato aparentemente simples do paciente sobre suas dores já nos fornece muitas dicas. Por exemplo, pessoas que acordam à noite por conta da dor, ou sentem dor mais forte ao acordar, indicam-nos que devemos investigar detidamente sua posição de dormir e a qualidade do material do colchão e do travesseiro.

Se de fato existe uma postura inadequada adotada durante o sono, o paciente, mesmo que venha a receber diversas intervenções terapêuticas pertinentes, poderá não obter um bom resultado. Mesmo que essa postura não seja a causa da dor, ela já representa um fator de perpetuação desta.

É fundamental que as pessoas entendam a necessidade de adequar suas posturas e de realizar atividades motoras de forma funcional para a prevenção e o tratamento de dores musculoesqueléticas. É de grande importância identificar as ações que desencadeiam a dor.

De início, a tarefa pode parecer complicada, mas não é. Ao observar as diversas situações retratadas a seguir, perceba em quais delas o desconforto aparece ou a dor aumenta.

Por melhores que sejam os efeitos positivos alcançados pelo corpo na aula de ginástica e nas intervenções terapêuticas, eles podem se perder quando os estímulos diários se tornam inadequados, afinal passamos muito mais tempo em nossas atividades diárias do que na academia ou na fisioterapia. Quando o indivíduo é capaz de conhecer e reconhecer os caminhos que favorecem a qualidade motora e funcional de seus gestos, os resultados nos tratamentos e na qualidade de vida ganham nova dimensão.

▶ Prevenir, o melhor remédio

Usamos essa expressão para ressaltar a importância dessas orientações tanto para quem já desenvolveu algum tipo de dor como para quem quer fazer a prevenção.

Por exemplo, uma pessoa com dor lombar crônica, que apresenta dificuldades ao entrar e sair de um carro porque a dor dispara com esse movimento, procura uma maneira mais adequada de realizar essa ação para evitar o desconforto.

Agora experimente pedir mudanças de postura a alguém que está realizando a mesma ação de maneira inadequada, mas ainda não sente dor. Será que ela vai tentar mudar o hábito? Pode ser que sim, pode ser que não. Nossa experiência nos diz que muitos não darão a menor importância a isso. É uma pena! Talvez esperem a dor se instalar para reconhecer a necessidade de se reorganizar nas atividades diárias. Não deveriam. Com a expectativa de vida longa que temos hoje em dia, manter a capacidade funcional é sinal de autonomia e bem-estar. Esse é o nosso desejo.

▶ Fixação e alternância

A partir de agora, daremos sequência a uma série de orientações sobre gestos e posturas que realizamos diariamente.

Apoiamo-nos em estudos sobre biomecânica, anatomia funcional e em nossa vasta experiência com movimento e dor. Porém, o que consideramos mais saudável para o corpo é a alternância de movimentos: por mais indicada que seja uma postura, ela perde a funcionalidade quando o indivíduo passa a assumi-la por longos períodos.

As patologias desenvolvem-se em sua maioria nas fixações. A manutenção prolongada e insistente de uma única postura faz que nosso corpo perca mobilidade, flexibilidade e capacidade de adaptação. Ele fica rígido, limitando a elasticidade dos músculos e restringindo a amplitude de movimento nas articulações. É o terreno ideal para o aparecimento da patologia.

Seguindo essa linha de raciocínio, podemos considerar que, mesmo que alguns gestos ou posturas não sejam realizados de maneira totalmente organizada, não oferecem necessariamente risco de lesão, desde que sejam esporádicos e mantidos por curtos períodos. Uma ou outra postura inadequada e eventual não deve acarretar lesão, a não ser, é claro, em casos de gestos bruscos ou violentos, os quais podem de fato ocasionar lesões por trauma.

Obviamente, não funcionamos sempre no sentido da organização. Isso é previsível e humano.

Devemos, contudo: evitar ao máximo manter uma mesma postura por longos períodos; e fazer que gestos repetidos sempre no mesmo sentido tenham intervalos para que a musculatura relaxe.

> **Nosso corpo precisa de movimento. O movimento gera alternância de apoios nas articulações, os músculos mantêm a elasticidade, os discos intervertebrais se nutrem e o corpo agradece!**

2. Orientações posturais

Daremos início à sequência de orientações posturais. Baseada em abordagens puramente mecânicas, ela tem a função de ajudar os indivíduos a se organizar melhor posturalmente e a realizar atividades motoras de maneira adequada, prevenindo danos à saúde. Muitas vezes, por não reconhecermos que o movimento está ligado às nossas dores, damos pouca importância a tais correções. No entanto, afirmamos categoricamente que todas as indicações a seguir podem melhorar muito sua qualidade de vida, diminuindo diversas dores e, sobretudo, prevenindo futuras lesões e desordens posturais.

Alertamos que nenhuma indicação sugerida aqui deve gerar ou aumentar qualquer tipo de dor. Ao contrário, essas orientações devem servir para aliviar o desconforto e a dor.

Caso sinta dor ou desconforto, suspenda imediatamente a prática.

Em alguns casos, as pessoas podem ter retrações musculares significativas e bloqueios articulares severos. Se isso ocorrer, a capacidade de adaptação e mudança postural desse corpo encontra-se reduzida. A insistência pode agravar a dor. Portanto, observe. Fique atento às reações!

Durante as orientações, veremos que muitas vezes a adaptação do mobiliário e do ambiente desempenha papel importante na conquista de uma postura saudável.

A ergonomia faz parte de um programa de educação postural, o que justifica, neste livro, um capítulo com dicas sobre o assunto. Mas um acessório, por melhor que seja, não substitui o trabalho de consciência corporal. Pouco adianta termos um ótimo colchão se adotamos uma postura inadequada na hora de dormir.

> **É a junção da consciência corporal com a adaptação do mobiliário e do ambiente que trará o melhor resultado.**

Visando facilitar a compreensão dessas orientações, optamos por introduzir informações básicas sobre a anatomia e o funcionamento do corpo humano. A linguagem técnica foi substituída por uma exposição simples, para que o conteúdo fique acessível a todos.

▶ Informações básicas
A coluna vertebral

A coluna vertebral representa uma estrutura complexa no corpo humano. É considerada uma haste móvel que desempenha duas funções centrais para o comportamento motor: a movimentação e a sustentação do corpo. Entre suas 33 vértebras passa a medula espinhal – estrutura sensível que funciona como canal de comunicação entre o cérebro e as demais partes do corpo.

As vértebras estão divididas em quatro regiões: são sete vértebras cervicais; doze torácicas; cinco lombares, cinco vértebras que se fundiram e formam o osso sacro; e o cóccix, formado por três ou quatro vértebras que também se fundiram para formar um só osso. A coluna representa 40% do tamanho do ser humano.

As curvas da coluna, fisiológicas, são importantes para a manutenção da saúde do corpo. Elas aumentam a resistência da coluna vertebral às pressões e sobrecargas sofridas a cada dia.

Antigamente, determinados tipos de ginástica e algumas terapias corporais insistiam no conceito de "ficar com as costas retas", tentando com muito esforço eliminar essas curvas. Quando vemos as imagens da coluna vertebral, concluímos que fisiologicamente isso não pode fazer bem!

Devemos evitar que as curvas se acentuem demais no plano anteroposterior (frente e trás), causando o que denominamos hipercifose e hiperlordose, ou então que a diminuição excessiva ou até a eliminação dessas curvas ocasione o que denominamos de retificação (deixar reto). Também devemos ter cuidado para evitar que a coluna faça desvios laterais.

É bem comum ouvirmos as pessoas queixarem-se de dor na coluna. As estatísticas são desanimadoras: oito de dez pessoas sofrem ou vão sofrer de dores na coluna ao longo da vida.

Vários fatores de risco podem causar dores na coluna. Aqui vamos nos limitar aos movimentos e posturas inadequados realizados nas atividades do dia a dia.

Ações como sentar, levantar, abaixar, carregar peso, dormir, falar ao telefone, entre muitas outras, afetam diretamente a coluna quando realizadas de maneira inadequada.

Os vícios posturais podem acarretar diferentes deformidades nessa estrutura. E isso ocorre porque poucos têm a consciência corporal necessária para manter a postura correta.

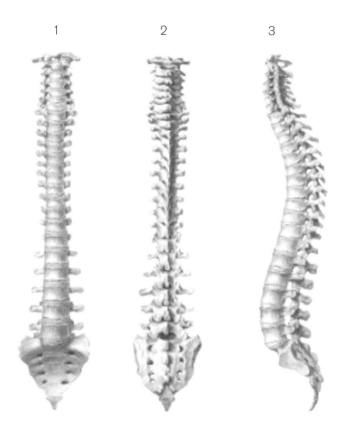

FIG. 6 – Vista de frente (1) ou de costas (2), a coluna vertebral é reta (retilínea). Vista de perfil (3), apresenta curvatura.

Discos intervertebrais

Os discos intervertebrais são elementos que unem uma vértebra a outra. Sua principal função é de amortecimento, absorvendo as forças aplicadas na coluna pela gravidade e pelos movimentos que realizamos.

Outras funções dos discos são unir e alinhar as vértebras, além de conferir-lhes mobilidade.

Os discos são formados por duas partes: uma porção externa fibrosa (anel fibroso) e uma porção interna mais gelatinosa (núcleo pulposo).

Os discos intervertebrais não têm artérias nem veias. Assim, não recebem alimentação direta, mas indiretamente, por meio da cartilagem que recobre o corpo vertebral e filtra uma série de substâncias.

A maioria das ações corporais que realizamos durante o dia afeta a coluna vertebral. Dependendo da postura e da forma de executar certos movimentos, podemos aumentar em até 300% a pressão nos discos intervertebrais!

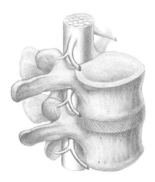
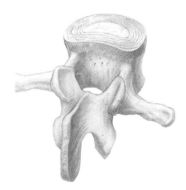

FIG. 7 – O disco intervertebral visto de dois ângulos.

Movimentos que podemos realizar com a coluna vertebral

Flexão

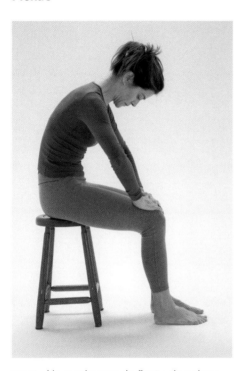

FIG. 8 – No movimento de flexão da coluna (plano sagital), a compressão/sobrecarga é maior na parte anterior (da frente) do disco.

Extensão

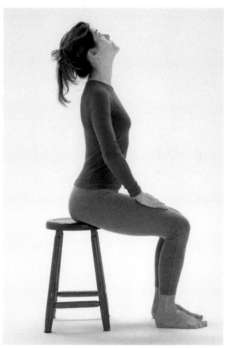

FIG. 9 – No movimento de extensão da coluna (plano sagital), a compressão/sobrecarga é maior na parte posterior (de trás) do disco.

Inclinação lateral

Rotação/torção

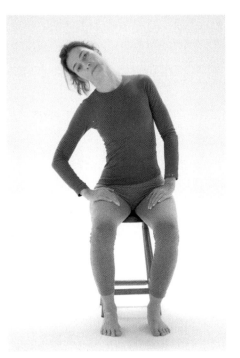

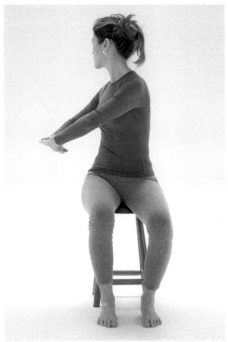

FIG. 10 – No movimento de flexão lateral da coluna (plano frontal), a compressão/sobrecarga é maior na parte lateral do disco para a qual realizamos a inclinação.

FIG. 11 – O movimento de torção com a coluna é o mais complicado. Muitas vezes, ele é o responsável pelo desgaste dos discos e por travamentos da coluna.

A pelve

Pelve é um conjunto de ossos que forma a base do tronco e une os membros inferiores (pernas e pés) à coluna vertebral.

Veremos, nas diversas dicas posturais, que a manutenção da saúde da coluna muitas vezes depende do correto posicionamento dos membros inferiores e da pelve.

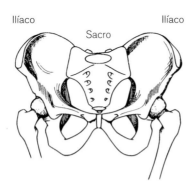

FIG. 12 – **São três os ossos que formam a pelve: o sacro e dois ilíacos.**

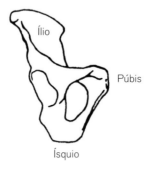

FIG. 13 – **Cada ilíaco tem três partes: o ílio, o ísquio e o púbis.**

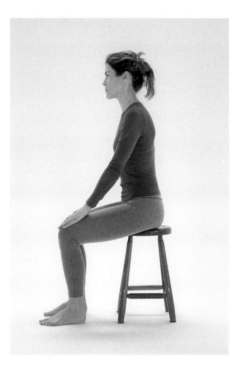 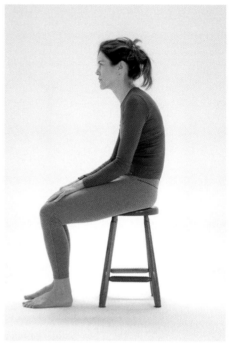

FIG. 14 – **Podemos observar que um bom apoio dos pés e dos ísquios serve de base para o posicionamento correto da coluna.**

FIG. 15 – **Aqui, ao contrário, o apoio inadequado na parte posterior dos ísquios gera um mau posicionamento da coluna.**

Membros inferiores

Existem três articulações nos membros inferiores: a do quadril (coxofemoral), a do joelho e a do tornozelo (talocrural).

Os movimentos dessas articulações interferem diretamente no posicionamento da pelve e da coluna vertebral.

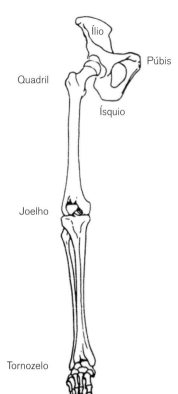

FIG. 16 – **Articulações do quadril, joelho e tornozelo.**

A postura sentada

A maioria das pessoas passa um terço do dia sentada. Considera-se que 75% dos trabalhos atuais sejam realizados na postura sentada. Quando estamos sentados, a pressão nos discos intervertebrais é 40% maior do que quando estamos em pé. Algumas posturas incorretas nessa posição podem aumentar em até 85% a pressão nos discos intervertebrais. Isso ajuda a explicar por que essa postura é um dos maiores fatores de piora para quem tem dor, principalmente as relacionadas com a coluna.

A consciência da postura corporal adequada e a adaptação do mobiliário (cadeiras com qualidades ergonômicas) podem evitar o desconforto dessa posição, além de prevenir problemas posturais desenvolvidos por indivíduos que precisam permanecer sentados por longos períodos.

Observe as fotos a seguir:

FIG. 17

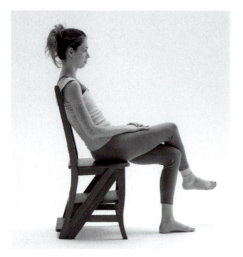

FIG. 18

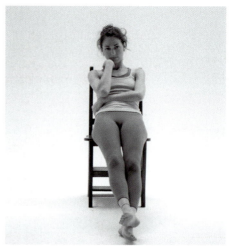

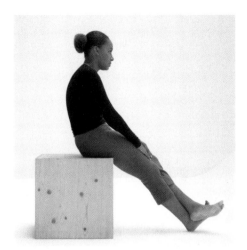

FIG. 19

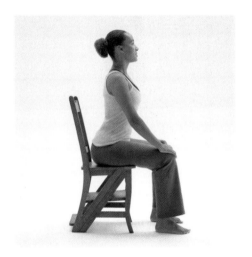

FIG. 20

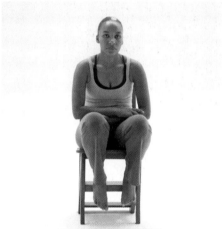

FIG. 21

FIGS. 17 A 22 – **Estas são algumas das posturas inadequadas adotadas pelas pessoas na posição sentada. Frequentemente são fonte de desconforto e dor.**

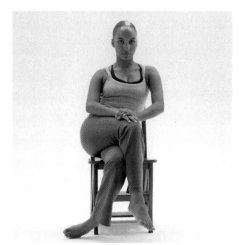

FIG. 22

Orientações para o posicionamento de uma boa postura sentada

Passo 1

O apoio dos pés no chão representa o primeiro passo para a aquisição e a manutenção de uma boa postura sentada.

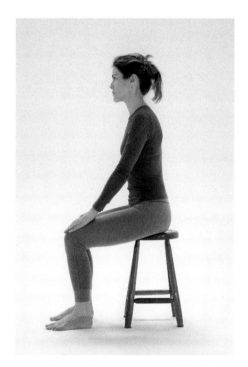

FIG. 23 – Mantenha os pés um ao lado do outro (paralelos) distantes entre si. Flexione os tornozelos e os joelhos, mantendo-os em um ângulo de aproximadamente 90°.

Passo 2

Escolha um lado para começar as indicações. Aconselhamos você a sentar-se sobre uma superfície firme. Apoios muito macios podem atrapalhar as percepções que queremos despertar.

Passo 3

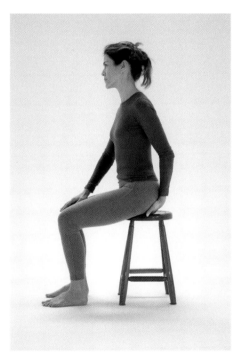

FIG. 24 – Sente-se na mão. Sinta uma estrutura mais firme e resistente, que pode até gerar uma sensação de dor em sua mão. Essa estrutura corresponde ao osso denominado ísquio.

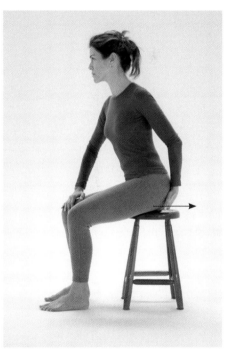

FIG. 25 – Uma vez encontrado esse osso da pelve, puxe a mão para trás, trazendo-o nessa mesma direção.

Passo 4

Passo 5

Repita o mesmo procedimento com o outro lado.

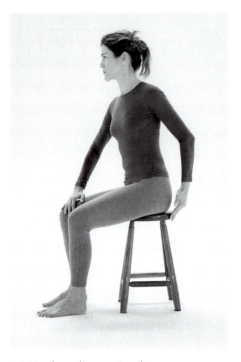

FIG. 26 – Ao retirar a mão, observe que o apoio de seu corpo já foi transferido para a parte da frente (anterior) do ísquio.

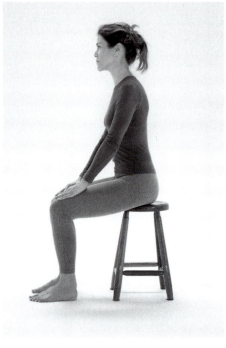

FIG. 27 – Note que nesta foto a coluna mantém-se bem posicionada sem grandes esforços.

É frequente observarmos que muitas pessoas despendem esforços desnecessários e prejudiciais na tentativa de manter a coluna "reta" simplesmente por não saberem ao certo por onde começar suas correções.

> **O posicionamento adequado da coluna vertebral na postura sentada começa pela boa organização dos pés e da pelve.**

▶ A postura em pé

Manter-se na posição em pé foi um dos grandes desafios enfrentados pelo ser humano em sua evolução. No estudo da anatomia comparativa, podemos observar que não há nenhum outro animal capaz de gerar a extensão completa na articulação do quadril (altura da virilha). Nem mesmo o macaco. Esse privilégio é nosso.

Ao contrário do que muitas pessoas pensam, o bom posicionamento em pé exige um recrutamento de músculos específicos e um gasto energético considerável.

Quando estamos em pé, sofremos a ação da força da gravidade, que tende a nos achatar. Todos conhecem a lei da gravidade, descrita por Newton: os objetos tendem a cair no chão porque a terra exerce sobre eles uma força de atração, como se fosse um ímã.

É preciso que haja uma força de reação contrária à força da gravidade para que possamos ficar em pé. O ideal é que essa força de reação seja bem organizada e evite sobrecargas excessivas nas articulações. Com frequência observamos algumas pessoas cederem à força da gravidade ou reagirem de forma inadequada na busca do equilíbrio e da extensão.

Observe a foto a seguir:

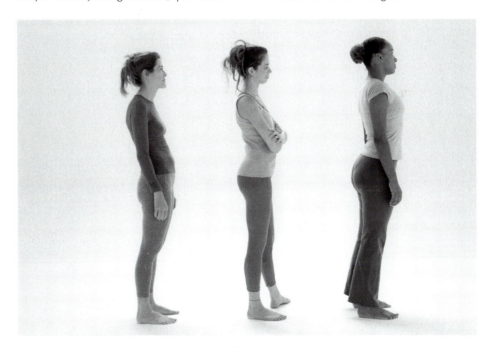

FIG. 28 – **Nesta foto, podemos reconhecer diferentes estratégias adotadas pelas pessoas para se manter em pé.**

Orientações para o posicionamento de uma boa postura em pé

Assim como na postura sentada, começaremos a correção pelo posicionamento dos pés.

Passo 1

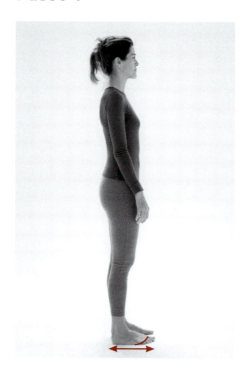

FIG. 29 – Mantenha os pés um ao lado do outro (paralelos) distantes entre si. Não os afaste demais. Com os joelhos em extensão (estendidos), distribua o apoio entre a parte de trás dos pés (calcanhares) e a parte da frente dos pés (dedos e região abaixo dos dedos/metatarsos). Mantenha o olhar à frente, evitando olhar para o chão ou para cima. Isso facilitará o bom posicionamento da cabeça e do pescoço.

Passo 2

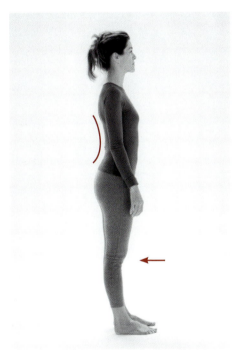 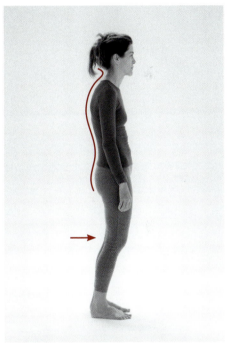

FIG. 30 – Cuidado para não esticar demais os joelhos, gerando uma hiperextensão na articulação!

FIG. 31 – Excesso de flexão nos joelhos (dobrados demais) também não é bom!

Passo 3

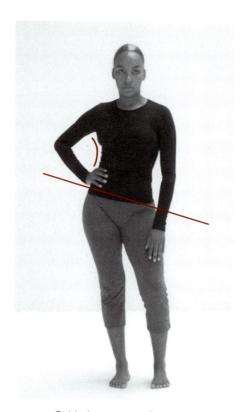
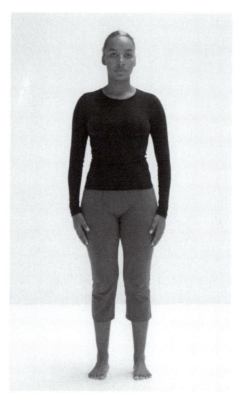

FIG. 32 – Cuidado para não descarregar o peso do corpo de um lado só.

FIG. 33 – Distribua o peso do corpo igualmente entre os dois pés.

Agachar e pegar um objeto no chão

Este movimento é muito comum em diversas atividades do cotidiano. Porém, dependendo da forma como é realizado, pode acarretar um aumento expressivo da sobrecarga na coluna vertebral e nos joelhos.

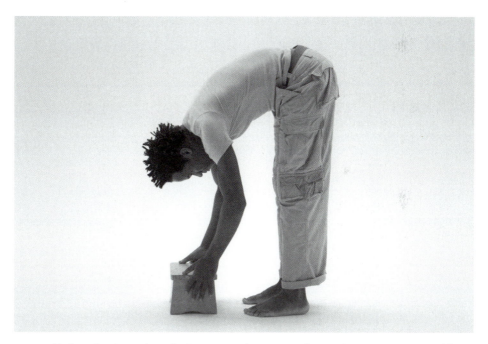

FIG. 34 – Embora inadequada, esta é uma maneira comum de agachar para pegar um objeto no chão. Podemos observar que a extensão dos joelhos resulta numa grande flexão da coluna vertebral.

Orientações de como agachar preservando a coluna de sobrecargas

Apresentamos duas formas diferentes de realizar o mesmo movimento. A primeira é mais indicada quando os objetos que queremos recolher ou carregar são mais leves.

Orientação 1

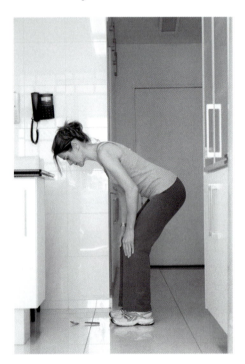

FIG. 35 – **Mantenha os pés paralelos, levemente afastados um do outro. Dobre os tornozelos e os joelhos (movimento de flexão).**

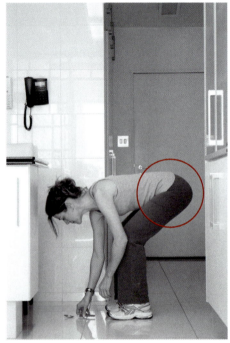

FIG. 36 – **Faça uma ampla flexão do quadril (veja o destaque na foto), levando as mãos em direção ao chão, sem soltar a cabeça. Com a cabeça alinhada à coluna, traga o objeto para perto do corpo.**

DE OLHO NA POSTURA 43

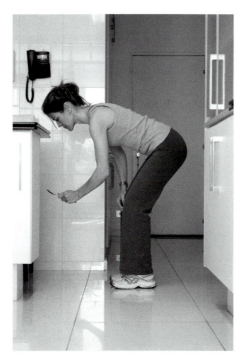

> Pessoas que apresentam restrições de movimento referentes à flexão do quadril terão dificuldade de realizar este gesto. Se for o seu caso, não force para tentar seguir as indicações anteriores. Experimente a segunda alternativa.

FIG. 37 – Volte estendendo os tornozelos, os joelhos e o quadril. Procure manter a coluna alinhada. Evite movimentos de flexão ou de extensão excessiva com a coluna.

Orientação 2

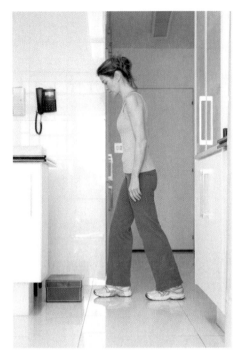

FIG. 38 – Dê um pequeno passo à frente com um dos pés.

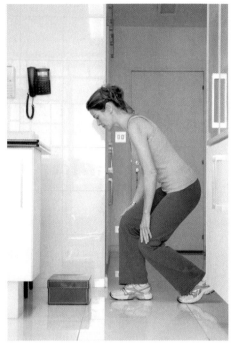

FIG. 39 – Dobre (flexione) os joelhos e os tornozelos. Desapoie o calcanhar de trás. Continue a flexão até que o joelho de trás toque o chão. Mantenha a coluna bem alinhada enquanto realiza o movimento.

DE OLHO NA POSTURA 45

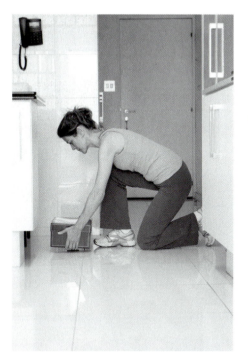

FIG. 40 – Em seguida, incline o tronco para a frente, realizando a flexão na articulação do quadril (coxofemoral). Com a coluna alinhada, apanhe o objeto e aproxime-o do corpo.

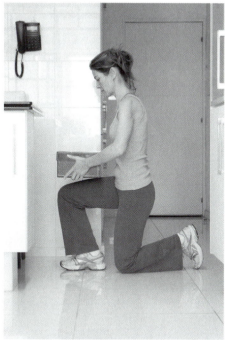

FIG. 41 – Para voltar, pressione os pés contra o chão e estenda tornozelos, joelhos e quadril. Com a coluna alinhada até o final do movimento, cuide para não soltar a cabeça à frente. Mantenha o objeto próximo do corpo.

> Se você tiver problemas com equilíbrio ou não tiver força suficiente nas pernas para realizar este movimento, sugerimos que só o faça quando puder apoiar-se com uma das mãos em algo firme (parede ou cadeira, por exemplo), e quando o objeto for suficientemente leve para que você possa carregá-lo com apenas uma mão.

▶ Carregar peso

Carregar bolsas, computadores, livros, sacolas, malas, bebês... Todas essas ações fazem parte de nossa vida, e a forma como as executamos podem sobrecarregar e lesionar as articulações da coluna, dos ombros, do quadril e dos joelhos.

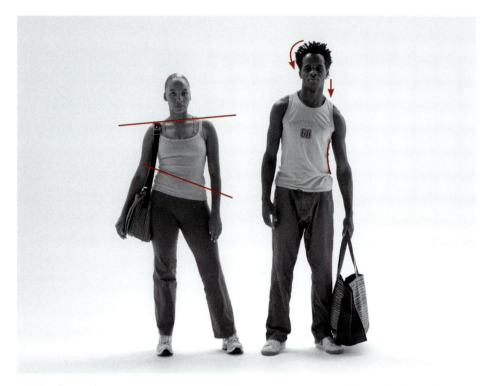

FIG. 42 – **A maneira que estas pessoas escolheram para carregar objetos é inadequada e oferece riscos à coluna.**

DE OLHO NA POSTURA 47

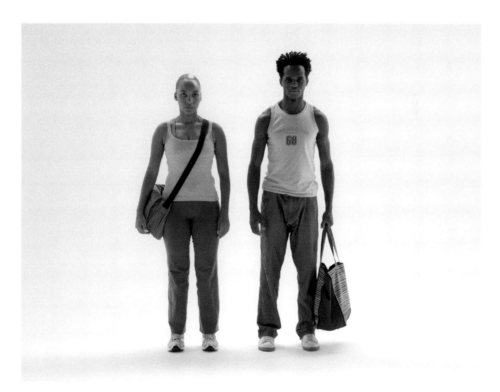

FIG. 43 – **A maneira menos lesiva de carregar bolsas e malas de computador é cruzar a alça sobre os ombros e revezar de tempos em tempos para não provocar tensão excessiva em um lado do corpo. Também indicamos diminuir ao máximo a carga a ser carregada. Leve apenas o necessário. Ao carregar sacolas de compras (supermercado, feira, *shopping* etc.), cuide para que o peso das embalagens não puxe seus braços em direção ao chão, provocando uma inclinação lateral da coluna. Evite carregar sacolas à frente do corpo.**

▶ O ambiente doméstico

As tarefas domésticas são inúmeras e variadas. Todas essas atividades exigem muito de nosso corpo. Por esse motivo, é importante que sejam realizadas de maneira adequada para que não causem desconforto ou dor.

Sugerimos também que a permanência em uma mesma atividade não seja muito prolongada. Algumas tarefas exigem sua continuidade até ser finalizadas. Outras, não. Se há um grande volume de roupa a ser passada, por exemplo, divida em duas partes. Uma parte pode ser passada de manhã, e a outra, no fim da tarde. Alterne as atividades sempre que possível. Administre a ansiedade de começar uma tarefa e ir até o fim! Essa prática pode ajudar a aliviar a sobrecarga que gera desconforto e dor.

Lavar louça

Lavar louça é uma atividade extremamente exaustiva, em especial para quem a realiza diariamente, ou várias vezes ao dia e em grande quantidade. Em geral, a ergonomia do mobiliário da cozinha não facilita a elaboração de posturas mais saudáveis, mas vamos tentar minimizar essa dificuldade com algumas sugestões.

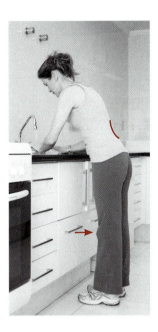
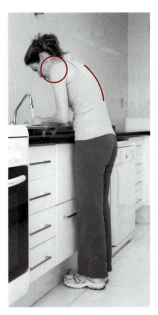

FIGS. 44 E 45 – **Perceba a hiperextensão dos joelhos.** Nesta atividade, notamos facilmente o excesso da projeção do tronco à frente e a forte tensão na região dos braços e nas costas. As duas posturas são inadequadas e favorecem o aparecimento de dores em toda a região da coluna vertebral.

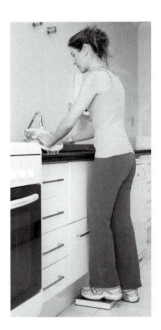
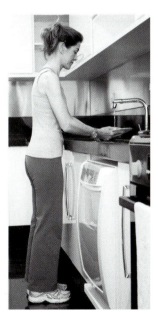

FIGS. 46 E 47 – **Cuide para que os joelhos não se estendam demais. Mantenha-se próximo à pia. Evite que os ombros subam, aliviando assim a tensão** na região. Se quiser, apoie um dos pés num banquinho ou numa lista telefônica (que devem medir entre 15 cm e 20 cm). Esse apoio ajuda a aliviar a pressão sofrida na região lombar (altura da cintura).

Passar roupa

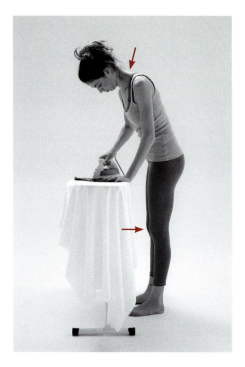

FIG. 48 – Observe como a altura inadequada da tábua de passar gera má postura. Repare na hiperextensão dos joelhos e na desorganização da região cervical (pescoço).

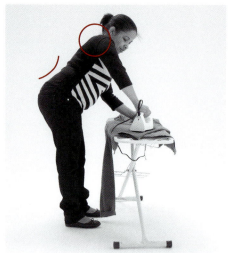

FIG. 49 – Quando a tábua de passar está abaixo da altura adequada, também pode ocorrer sobrecarga na coluna lombar (região da cintura). Observe que o ombro está subindo, gerando tensão excessiva nesse segmento e no pescoço.

DE OLHO NA POSTURA 51

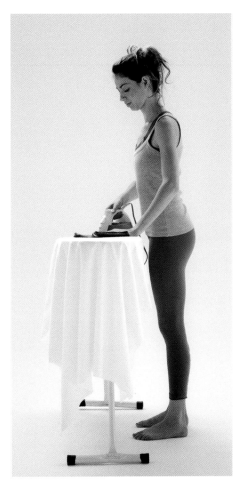 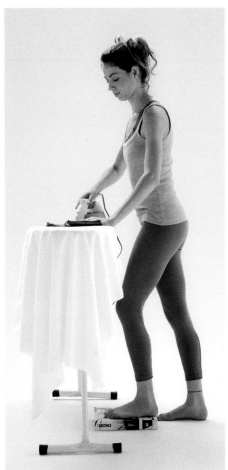

FIGS. 50 E 51 – Regule a altura da tábua de passar ligeiramente abaixo da altura do umbigo (de dois a três dedos no máximo). Distribua seu peso entre os dois pés. Procure não elevar os ombros em direção às orelhas. Alterne de vez em quando o apoio nos pés utilizando uma lista telefônica ou um banquinho. Tal conduta pode aliviar a pressão na região das costas (lombar).

Lavar roupa

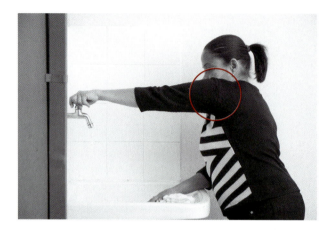

FIG. 52 – Na atividade de lavar roupa no tanque, encontramos com frequência um excesso de tensão no simples gesto de abrir a torneira. Repetido diariamente, ele pode causar dor e tensão na região do pescoço e dos ombros.

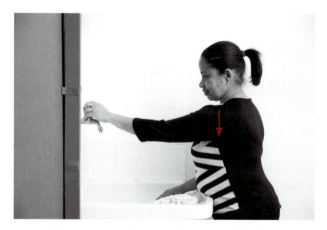

FIG. 53 – Não eleve o ombro em direção à orelha. Encaixe o ombro, mantendo-o para baixo, e deixe a cabeça alinhada no centro do corpo.

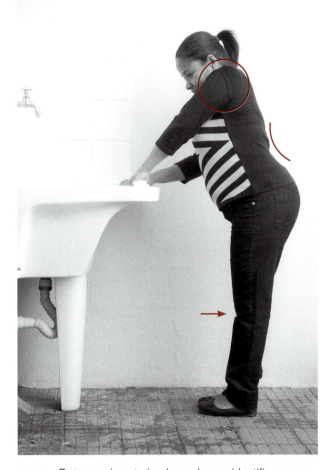

FIG. 54 – Outro movimento inadequado que identificamos na tarefa de lavar roupa é a extensão excessiva dos joelhos e da coluna lombar. Quando isso acontece, ficamos suscetíveis à dor nessas regiões.

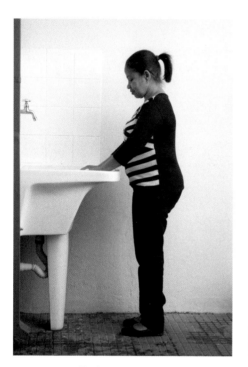 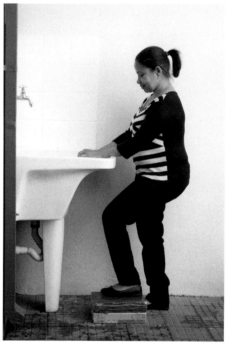

FIGS. 55 E 56 – Podemos organizar a atividade de lavar roupa mantendo as informações da postura em pé e aproximando-nos do tanque. Se preferir, reveze o apoio dos pés utilizando um banquinho baixo ou listas telefônicas. Isso alivia a pressão na coluna lombar. Cuide para não tensionar em excesso a região dos ombros e do pescoço.

Arrumar a cama

O desafio de realizar esta atividade está relacionado principalmente com a altura da cama que precisamos arrumar. Quanto mais baixa a cama, mais difícil manter uma boa organização corporal.

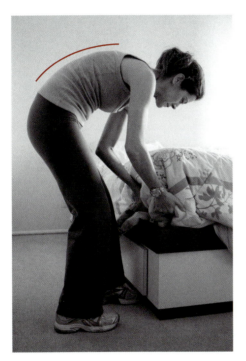

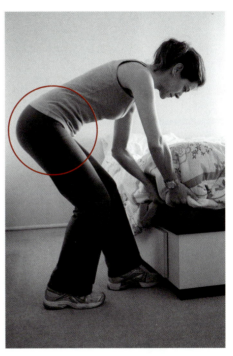

FIG. 57 – **Note a dificuldade de arrumar a cama. Como ela é baixa, há uma flexão exagerada da coluna vertebral, colocando em risco sua estrutura.**

FIG. 58 – **Realize a flexão das articulações dos tornozelos, joelhos e quadris, mantendo a coluna alinhada.**

Passar o aspirador de pó

Passar o aspirador de pó e varrer são duas atividades sacrificadas para o corpo: normalmente, exigem agachamento excessivo quando é preciso limpar embaixo de móveis, como sofás, mesas, camas, pias etc. Para isso, é necessária uma boa flexibilidade dos membros inferiores, o que não é tarefa fácil.

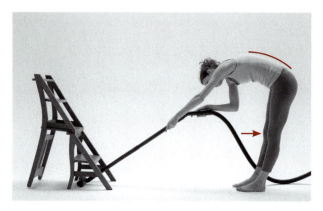

FIG. 59 – Observe que, neste movimento, a extensão dos membros inferiores induz a uma flexão excessiva da coluna.

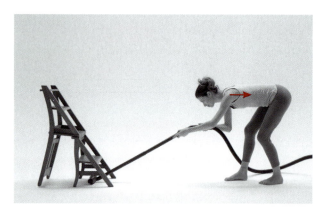

FIG. 60 – Podemos melhorar o movimento realizando maior flexão dos joelhos, dos tornozelos e dos quadris (coxofemoral). Isso facilita o agachamento e poupa nossa coluna de maior sobrecarga. Mantenha os ombros bem encaixados.

Varrer

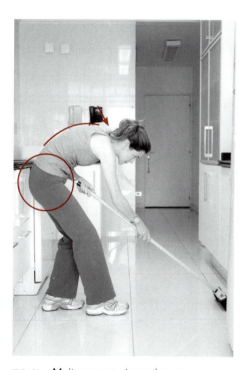
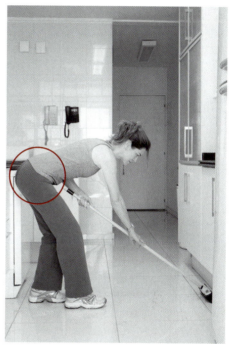

FIG. 61 – Muitas vezes, é preciso varrer embaixo de móveis (sofás, cadeiras, pias etc.). É comum que o agachamento seja feito incorretamente por meio da flexão do tronco, sobrecarregando demais a coluna vertebral.

FIG. 62 – Podemos melhorar o movimento realizando maior flexão dos joelhos, dos tornozelos e dos quadris (articulação coxofemoral). Isso facilita o agachamento e poupa a coluna de maior sobrecarga. Mantenha os ombros bem encaixados.

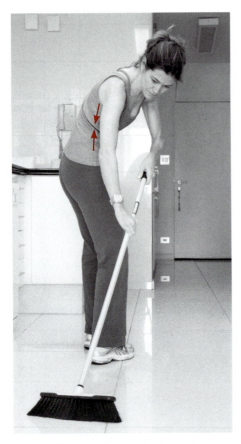

FIG. 63 – Outro movimento inadequado que identificamos no ato de varrer é a torção realizada com o tronco. Como já vimos, as torções com a coluna vertebral aumentam a pressão nos discos, causando sérios desgastes.

> Evite puxar a sujeira de trás para a frente. Basta manter a vassoura próxima do corpo e fazer o gesto sem torções. Quando possível, reveze a varrição com outra atividade. Não precisamos varrer todos os cômodos da casa de uma vez, não é mesmo?

Limpar paredes e janelas

Estas atividades sobrecarregam muito a coluna como um todo. Os ombros e os braços também sofrem bastante com essas tarefas porque normalmente, mesmo quando as pessoas utilizam escadas para realizar a limpeza, insistem em fazer os movimentos com as mãos, ultrapassando em muito a altura da cabeça. Observe as fotos a seguir:

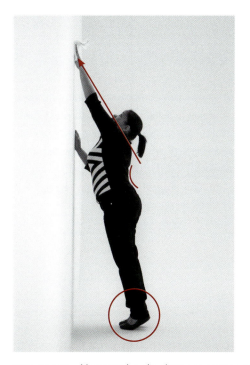 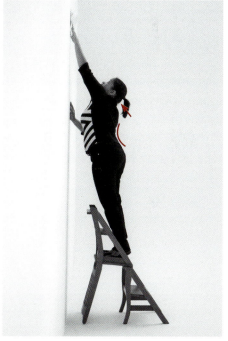

FIGS. 64 E 65 – Na tentativa de alcançar pontos mais altos com o pano de limpeza, muitas pessoas ficam na ponta dos pés e realizam uma extensão excessiva da coluna. Além disso, o movimento do braço sobrecarrega o ombro, o próprio braço e o pescoço.

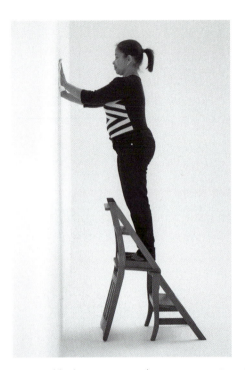

FIG. 66 – Movimentos que exigem que as mãos ultrapassem a altura da cabeça são prejudiciais à saúde do corpo. Com uma simples correção na altura dos braços, notamos a diferença no equilíbrio do tronco, bacia e região dos ombros. Mantendo os braços à sua frente, evite erguê-los demais. Essa conduta alivia substancialmente sobrecargas na região da coluna e dos ombros. Se a área que você desejar limpar for alta, aumente o tamanho da escada.

Atenção: cuidado ao subir em escadas se você tiver algum problema relativo ao equilíbrio (labirintite). Esta pode não ser a melhor solução nesse caso. Além disso, essas dicas são dadas sempre visando limpar a janela pelo lado de dentro da casa ou do apartamento.
Ao utilizar escadas e bancos, verifique sempre se estão bem abertos e firmes no chão!
Nunca se debruce sobre a janela!

Retirar e colocar objetos de armários altos

O movimento de guardar objetos em armários altos pode se tornar um fator de lesão frequente, dependendo da ergonomia que encontramos em casa ou no trabalho. A altura do armário, a disposição dos objetos e suas características (peso e tamanho) influenciam a postura que devemos adotar.

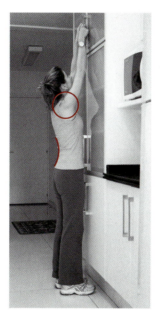

FIG. 67 – **Nesta foto, notamos uma sobrecarga na altura dos ombros e do pescoço, na tentativa de alcançar o armário. Além disso, este movimento aumenta a curvatura lombar (cintura), sobrecarregando a região.**

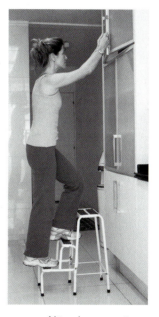

FIG. 68 – **Não eleve as mãos muito acima da cabeça. Sugerimos o uso de uma escada ou um banquinho (dependendo da altura do armário) para evitar esforços desnecessários. Evite ao máximo os movimentos de torção com o tronco, principalmente se estiver segurando objetos pesados.**

> Ao utilizar escadas e bancos, verifique sempre se estão bem abertos e firmes no chão!
> Cuidado ao subir em escadas se você tiver algum problema relativo ao equilíbrio. Esta pode não ser a melhor solução nesse caso.

Escovar os dentes

A maioria das pessoas, ao escovar os dentes, realiza uma flexão excessiva e desnecessária do tronco.

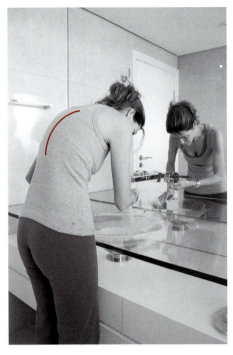 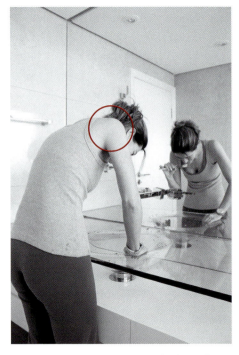

FIGS. 69 E 70 – **A flexão do tronco realizada pela coluna pode ser extremamente lesiva pela sobrecarga de peso nos discos intervertebrais. Cuidado ao apoiar uma das mãos na pia para não sobrecarregar ainda mais a região do ombro e do pescoço.**

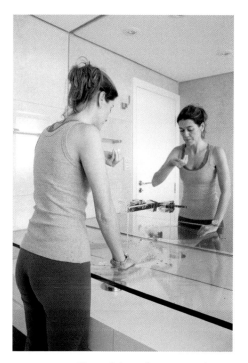 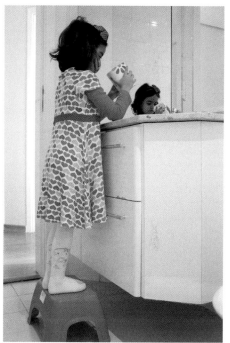

FIGS. 71 E 72 – Para aliviar a flexão na coluna, aproxime-se da pia e leve a mão em direção à boca, e não o inverso (a boca em direção à mão). Cuide para não subir o ombro nesse movimento. Aconselhamos também o uso de um copo. Isso pode evitar flexão excessiva na coluna vertebral.

Trocar de roupa

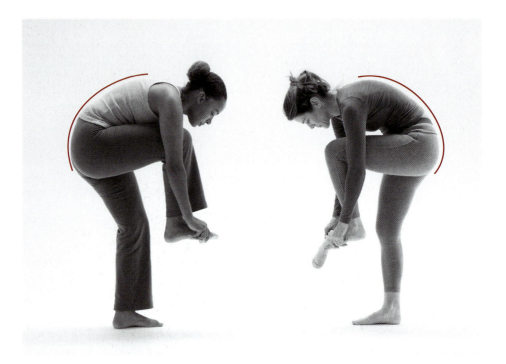

FIG. 73 – Não devemos colocar calças, meias e sapatos na posição em pé. Tais movimentos tendem a flexionar a coluna, sobrecarregando de modo significativo a pressão nos discos intervertebrais.

DE OLHO NA POSTURA 65

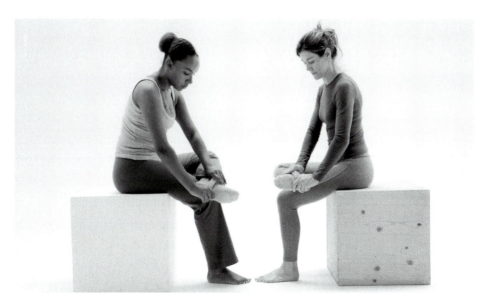

FIG. 74 – Uma solução simples e eficaz para esta situação é nos vestirmos na posição sentada. Evite flexionar a coluna nesta posição também. Se conseguir, cruze as pernas ao calçar sapatos e meias e vestir calças.

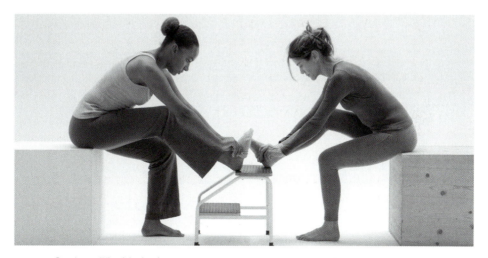

FIG. 75 – Se tiver dificuldade de cruzar as pernas, experimente calçar meias e sapatos utilizando um apoio para elevar os pés.

> Dica para vestir sutiãs que têm fecho nas costas: feche-os pela frente e depois gire-os para trás. Esta simples mudança pode prevenir dores nas costas, nos ombros e no pescoço!

▶ O escritório

Inúmeras são as queixas das pessoas que trabalham diante do computador. Dor de cabeça, dor no ombro, sensação de queimação no braço, dor nas costas e no joelho, sensação de peso nas pernas, entre tantas outras, são as responsáveis pela baixa qualidade de vida desses profissionais. Com o passar dos anos, as dores tornam-se incapacitantes, impedindo que o indivíduo realize suas tarefas.

Tais situações são responsáveis por uma infinidade de afastamentos do trabalho.

O que nos consola é saber que medidas simples — como a adaptação do mobiliário — e algumas correções posturais com relação ao uso dos materiais (*notebook*, computador e telefone) fazem grande diferença, podendo reverter esse quadro.

Telefone

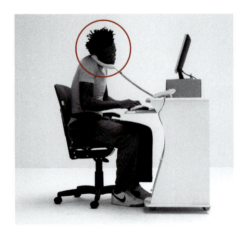

FIG. 76 – **Muitas pessoas têm por hábito segurar o telefone usando o ombro, o que gera tensão excessiva na musculatura do ombro e do pescoço, podendo causar sérias lesões nessas regiões e, ainda, dores de cabeça. Além disso, essa postura gera uma inclinação lateral da coluna. Evite-a!**

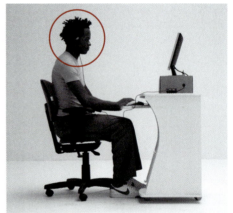

FIG. 77 – Se você precisa manter as duas mãos livres para realizar outras atividades durante a conversa ao telefone, recorra ao uso de acessórios como o *headset* ou o *bluetooth* (no caso de celulares).

Computador e *notebook*

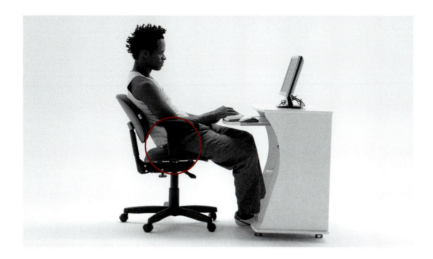

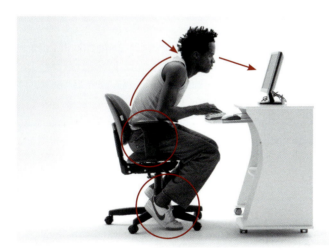

FIGS. 78 E 79 – Podemos observar, nestas duas situações, a má organização dos pés, da pelve e da coluna. Temos aqui um terreno fértil para a instalação de dores nos braços, ombros, pescoço e costas. Repare que a altura do monitor está abaixo do esperado.

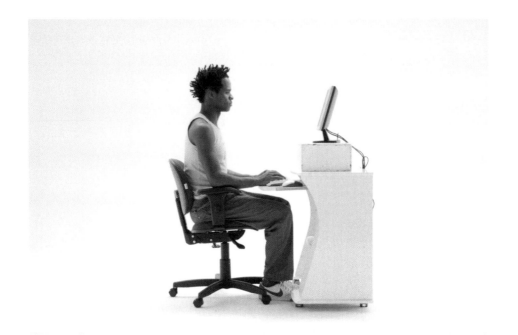

FIG. 80 – **Não cruze as pernas. Com os pés apoiados no chão, mantenha um ângulo de 90°** nas articulações dos joelhos e quadril. Apoie as costas na cadeira. O ideal é que a cadeira ofereça um apoio na altura da cintura, na região lombar. Formando um ângulo de **90°** entre os braços e os antebraços, mantenha os braços apoiados. Antebraços e mãos devem ficar nivelados. A altura adequada do monitor (tela) é fundamental para a postura correta da cabeça e da coluna. Coloque-o à sua frente. O centro do monitor deve estar localizado 10° a 20° abaixo do nível dos olhos. Se precisar, use apoios para suspendê-lo. A distância correta do monitor aos olhos é aproximadamente a distância de seu braço esticado (50 cm a 65 cm). Quando for utilizar o *mouse*, mantenha a base da mão (onde começa o punho) apoiada sobre a mesa.

Notebook

O *notebook* oferece maior risco de lesão porque não possibilita ajustes independentes na posição do teclado e da tela. Assim, se a tela ficar nivelada aos olhos do usuário, provavelmente a boa postura dos braços, dos punhos e das mãos estará comprometida. Para manter a postura adequada dos braços, dos punhos e das mãos, provavelmente a tela ficará numa posição baixa, sobrecarregando a região do pescoço.

Além disso, por ser portátil, vemos as pessoas utilizando-o em posições extremamente inadequadas, como no colo!

O melhor conselho ainda é evitar o uso prolongado de *notebooks*. Se isso não for possível, use sempre um *mouse* e um teclado que possam se adaptar ao aparelho.

A escola

Um grande número de alterações posturais se desenvolve desde a infância. As curvas na coluna vertebral não nascem prontas. Elas são formadas de acordo com as atividades realizadas pelo bebê e pela criança nas diferentes etapas de seu desenvolvimento, como levantar e controlar a cabeça, sentar, engatinhar, ficar em pé e andar.

Do nascimento até o fim da adolescência, há uma grande mudança (variações fisiológicas) na postura e na mobilidade da coluna. Por isso, podemos considerar esse período precioso para a aquisição de hábitos posturais saudáveis. Infelizmente, na prática não é isso que acontece!

Apesar da grande preocupação de pais e professores com a postura de seus filhos e alunos, as escolas ainda não incorporaram a educação corporal de base ao currículo. O aprendizado em relação ao corpo ainda é muito distante do corpo vivido pela criança. Ela pode até saber o nome de ossos e músculos, mas não consegue reconhecê-los e localizá-los no próprio corpo. A vivência e a prática da consciência corporal e postural são raras!

Hoje, as crianças passam grande parte do tempo nas escolas. Portanto, medidas educativas sobre a incorporação de hábitos posturais saudáveis na rotina dessas escolas representam uma das práticas preventivas mais eficazes referentes a essa questão.

Aqui vamos nos limitar a dar algumas sugestões para evitar o surgimento de desvios posturais provocados pelo uso inadequado das mochilas, e também pelo mau posicionamento do corpo em relação às carteiras.

Por fim, veremos adaptações da postura sentada no chão, tanto para as crianças quanto para os professores.

Mochilas com rodinhas

A mochila mais adequada para evitar a sobrecarga na coluna vertebral é aquela com rodinhas.

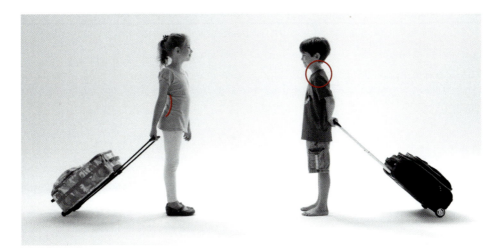

FIG. 81 – Não deixe a mão ficar para trás do corpo. Isso pode sobrecarregar a coluna. Não segure a mochila com as duas mãos, pois o ombro tende a se desorganizar, girando excessivamente para dentro (rotação interna).

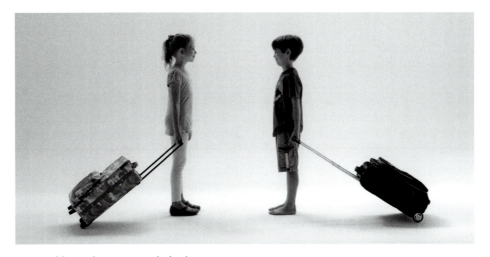

FIG. 82 – Mantenha a mão ao lado do corpo.

Mochilas sem rodinhas

Sabemos que, a partir de certa idade, as crianças insistem no uso da mochila sem rodinhas. Nesse caso, é preciso tomar alguns cuidados.

Em primeiro lugar, não deixe que o peso da mochila ultrapasse em mais que 10% o peso corporal do usuário. Por exemplo: se seu filho pesa 35 kg, o peso de sua mochila não deve ultrapassar 3,5 kg. Esse cuidado é fundamental para a manutenção da saúde da coluna vertebral da criança e do adolescente. Insistimos para que os pais respeitem essas medidas.

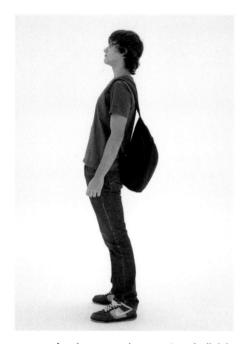

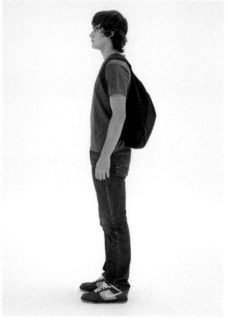

FIG. 83 – **A sobrecarga de peso é prejudicial** para a coluna e para as articulações do quadril e do joelho. Observe que a mochila ultrapassa a altura da linha do quadril, o que pode gerar uma tensão excessiva na coluna, provocando desconforto e dor.

FIG. 84 – **O peso da mochila não deve** ultrapassar 10% do peso corporal do usuário. Regule a mochila para que ela não ultrapasse a altura do quadril. O ideal é carregá-la usando como apoio os dois ombros.

Outro cuidado importante: muitas pessoas têm o péssimo hábito de carregar a mochila num ombro só. Isso sobrecarrega um lado do corpo, causando desequilíbrio no alinhamento da coluna vertebral.

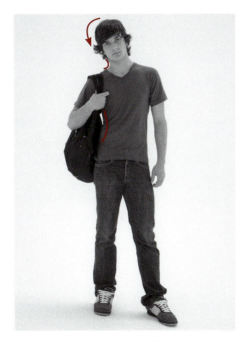

FIG. 85 – **Evite esta postura! Ela pode desencadear um desvio lateral da coluna conhecido como escoliose. Utilize o apoio das alças da mochila nos dois ombros (uma em cada ombro).**

Postura sentada na cadeira escolar

Cumprir as indicações referentes ao uso de cadeiras pode não parecer tarefa fácil, já que a maioria das escolas não tem carteiras de alturas diferentes. Mas o uso de listas telefônicas ou blocos de EVA pode servir nas situações em que as cadeiras são consideradas altas em relação à altura do aluno.

Cadeira alta em relação à altura do aluno

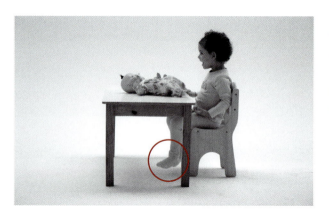

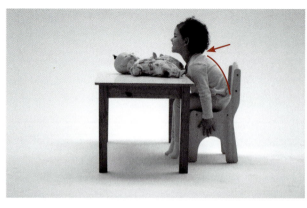

FIGS. 86 E 87 – **Nestas situações, o aluno não consegue manter a posição da coluna porque não toca os pés no chão.**

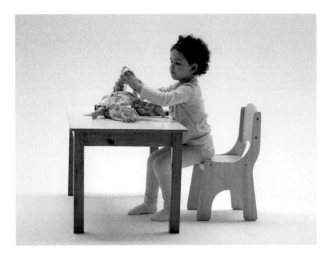

FIG. 88 – Nesta foto, podemos notar que a criança sabiamente buscou apoiar os pés no chão para conseguir manter o apoio anterior nos ísquios.

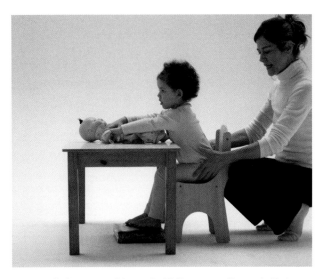

FIG. 89 – Coloque um bloco de EVA ou uma lista telefônica no chão para servir de apoio para os pés. Tracione o quadril para trás, a fim de encostá-lo na cadeira.

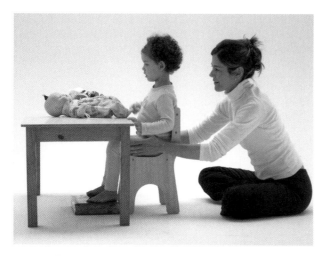

FIG. 90 – Com estas medidas simples, o aluno poderá posicionar-se adequadamente.

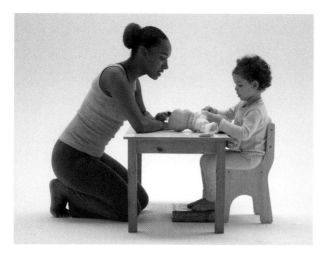

FIG. 91 – O leve enrolamento (retroversão) da pelve observado nesta foto deve-se à profundidade da cadeira. Como a criança tem por natureza ser mais dinâmica que os adultos, achamos desnecessária a indicação do uso de um apoio lombar para que ela possa sentar-se um pouco mais à frente da cadeira. Essa "dispensa" vale porque normalmente uma mesma atividade com crianças de até 3 anos não dura mais que vinte minutos.

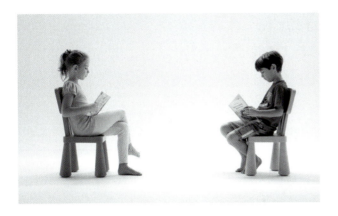

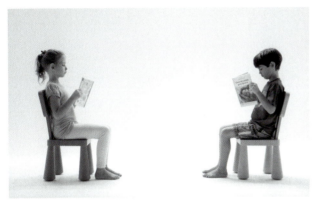

FIGS. 92 E 93 – Repare como o simples apoiar dos pés ajuda as crianças a organizar melhor a postura.

Gostaríamos de ressaltar para as escolas que um fator, em especial, dificulta a postura corporal adequada na posição sentada por períodos prolongados. As cadeiras não têm nenhum revestimento de espuma. Com o tempo, esse apoio firme gera uma pequena isquemia (falta de circulação sanguínea) na região de apoio do bumbum (glúteos), e o cérebro manda informações para que o corpo alterne seus apoios, fazendo que o aluno troque constantemente de posição.

Cadeira universitária
(com um apoio só de braço)

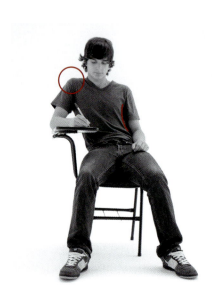

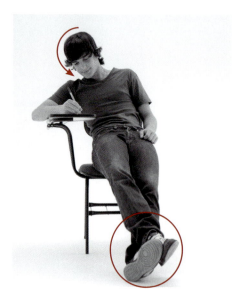

FIGS. 94 E 95 – **Estas** carteiras são perigosas porque induzem o aluno a jogar o peso do corpo para um lado só, causando desvios posturais na coluna vertebral.

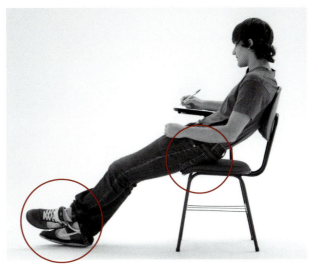

FIGS. 96 E 97 – **Observe** também o apoio inadequado na pelve. O peso do corpo está apoiado no cóccix e no sacro. Na última foto notamos uma flexão excessiva na coluna. Frequentemente, tais posturas são responsáveis por dores na região do quadril e também nas costas (coluna).

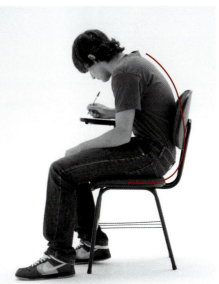

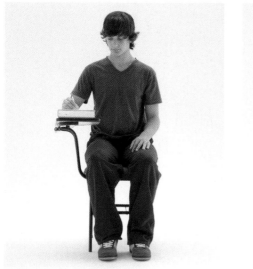 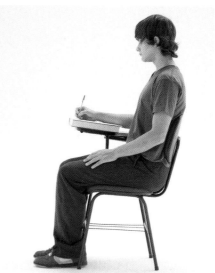

FIGS. 98 E 99 – Procure deixar os dois pés apoiados no chão. Mantenha o apoio nos dois ísquios. Evite cruzar as pernas. Não incline excessivamente a cabeça para a frente ou para os lados. Evite flexões com a coluna.

Postura sentada no chão

Esta postura é muito exigente para a coluna vertebral da maioria das pessoas, situação que piora com a idade. São necessários muita mobilidade na articulação do quadril (coxofemoral) e bastante alongamento na musculatura posterior em geral.

Normalmente, essa é uma condição encontrada facilmente nas crianças de até 3 anos de idade. Daí para a frente, já reconhecemos as dificuldades que o corpo tem para manter-se bem alinhado nessa postura.

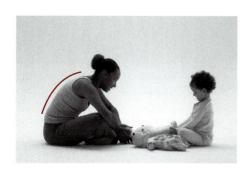
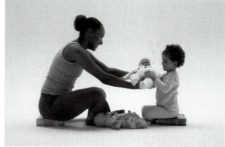
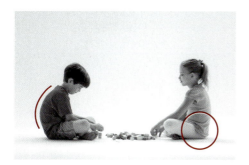
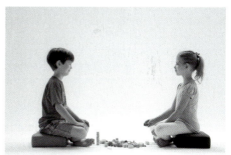

FIGS. 100 A 103 – A maioria das pessoas tem dificuldade de manter a coluna alinhada ao sentar diretamente no chão. Perceba que a criança menor mantém uma postura adequada. Até os 3 anos de idade, normalmente não apresentamos encurtamentos posteriores significativos e temos boa mobilidade na articulação do quadril (coxofemoral). O fato de usarmos um apoio – um livro, um bloco de EVA ou uma lista telefônica – já alivia essa situação.

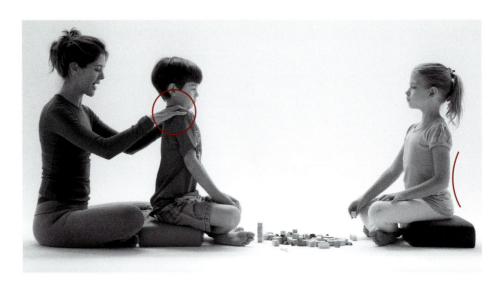

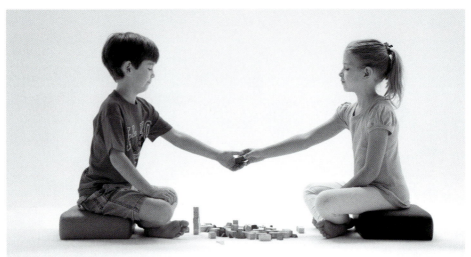

FIGS. 104 E 105 – É preciso que a boa postura sentada esteja relacionada com o bom apoio nos ísquios. Quando conquistamos esse apoio, a extensão da coluna ocorre sem grande esforço.

▶ O carro

A manutenção da postura sentada adequada durante a atividade de dirigir um automóvel é fundamental nos dias atuais, especialmente nos grandes centros, onde passamos muito tempo nessa atividade. Quem dirige por profissão ou costuma fazer longas viagens deve ficar atento aos problemas posturais. O aumento de pressão na coluna decorrente da postura sentada – somado à vibração do motor do automóvel e à má conservação das vias públicas – torna mais frequente o aparecimento e a perpetuação de quadros de dor nessa atividade. A vibração do veículo é responsável pela rápida fadiga dos músculos que sustentam a postura adequada, favorecendo ainda mais o surgimento de possíveis problemas na coluna.

Ajustes do banco

É preciso observar atentamente o posicionamento do banco e os outros ajustes a ser realizados.

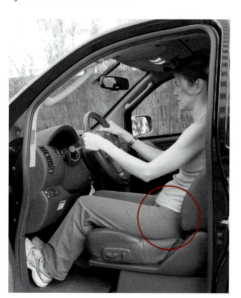 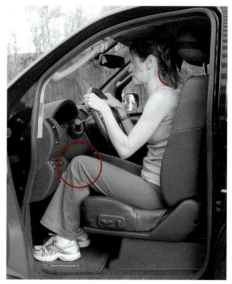

FIGS. 106 E 107 – **Observamos duas formas incorretas de posicionamento do banco, que causam um excesso de tensão na região das costas, do pescoço (lombar e cervical) e nas pernas.**

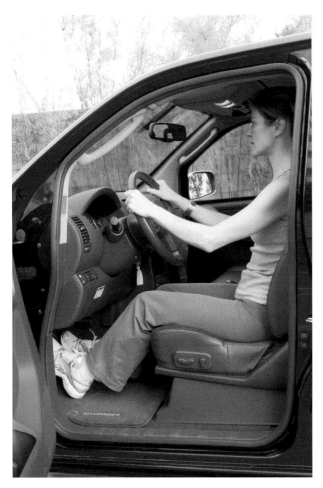

FIG. 108 – **Regule o encosto para ter um bom apoio nas costas e conseguir posicionar-se sentado na parte anterior dos ísquios. A partir daí, ajuste a distância do banco para que as pernas formem um ângulo aproximado de 110°.**

Como entrar e sair

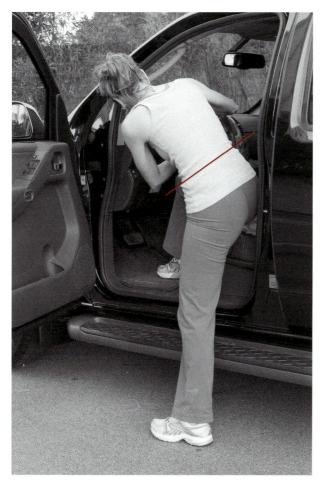

FIG. 109 – Cuidado ao entrar e sair do carro! Repetimos esse movimento diariamente e por inúmeras vezes. A forma como a maioria das pessoas realiza tais gestos sobrecarrega os discos intervertebrais.

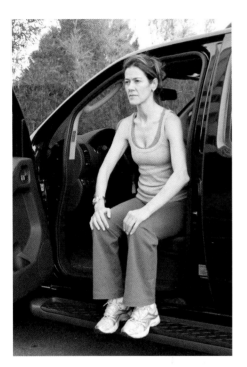 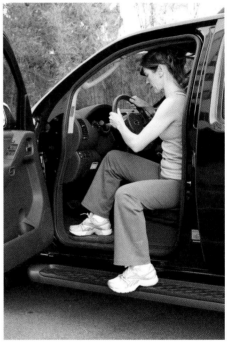

FIGS. 110 E 111 – Para entrar no carro, sente-se no banco virado de costas. Leve uma perna por vez e gire o tronco para virar de frente para o volante. Na hora de sair, retire do carro uma perna por vez.

▶ O sono

O sono é um dos fatores de maior relevância para nossa qualidade de vida. Ele representa um processo fundamental para a recuperação dos sistemas do corpo após um dia de trabalho. Como passamos um terço da vida dormindo, é muito importante que isso ocorra da maneira mais saudável.

O sono tem cinco fases, e naquelas mais profundas conseguimos também um maior relaxamento do sistema musculoesquelético. Nessa fase, como há um relaxamento completo dos músculos do corpo, a musculatura se recupera. Para atingir essa fase, porém, é necessário adotar uma maneira confortável e adequada para dormir, protegendo o corpo de estímulos de dor que possam atrapalhar o relaxamento mais intenso. A dor pode interferir no relaxamento das estruturas do corpo e na manutenção do sono saudável; da mesma forma, a ausência de sono pode piorar o quadro de qualquer dor. Esse processo torna-se um círculo vicioso e, para interrompê-lo, é preciso adotar estratégias posturais adequadas e outras medidas essenciais.

No caso de dores nas costas (coluna), dores de cabeça (cefaleias cervicogênicas), torcicolos, dores nos ombros e braços, existe uma relação importante entre sono e dor. Diversos estudos sugerem essa relação, e na prática do dia a dia observamos muitas queixas quanto ao sono.

Pessoas que acordam diversas vezes durante a noite por causa da dor ou se queixam que vão dormir e acordam doloridas devem rever imediatamente a postura corporal adotada durante o sono.

Assim como nas outras atividades, a correção da postura do sono envolve o bom posicionamento do corpo e a qualidade do material em que descansamos (colchão e travesseiros).

> **Importante:** nossas orientações têm como princípio preservar ao máximo o alinhamento da coluna vertebral. Caso você tenha alguma patologia (como refluxo gástrico, apneia do sono etc.), siga as orientações de seu médico sobre a postura mais adequada. Também queremos lembrá-lo de que, atualmente, a postura mais indicada para evitar a morte súbita em bebês é a de barriga para cima (decúbito dorsal).

Posturas para dormir

Podemos observar posturas comuns adotadas pelas pessoas ao dormir:

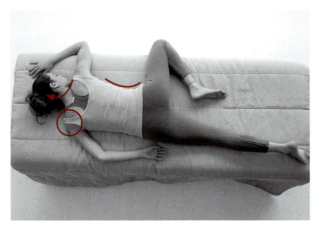

FIG. 112 – **A posição de bruços (decúbito ventral) é a que mais prejudica a coluna vertebral. Muitos indivíduos que apresentam dores lombares (lombalgia) e dores de cabeça (cefaleia cervicogênica) adotam essa posição para dormir.**

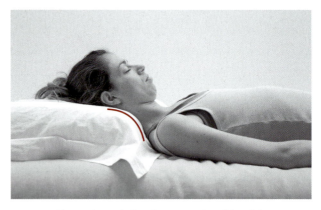

FIG. 113 – **Na posição de barriga para cima (decúbito dorsal), deve-se tomar cuidado com a altura do travesseiro. Travesseiros altos são prejudiciais à coluna, causando dor de cabeça e na região do pescoço.**

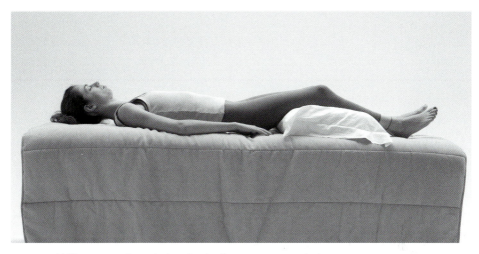

FIG. 114 – Utilize um apoio embaixo dos joelhos para prevenir dores nas costas (principalmente na região lombar).

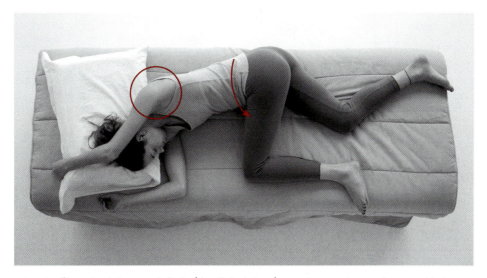

FIG. 115 – Quando deitamos de lado (decúbito lateral), precisamos tomar alguns cuidados. Sem nenhum travesseiro entre os joelhos, fazemos facilmente uma torção na bacia, rodando as vértebras da coluna. O travesseiro em alturas inadequadas, tanto alto como baixo demais, é responsável por dores no pescoço, de cabeça, nos ombros e nos braços. Tendemos a levar a cabeça à frente, desalinhando a coluna na região cervical (pescoço).

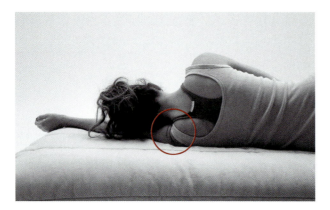

FIG. 116 – Além disso, algumas pessoas usam o braço como apoio para a cabeça. Tal vício é altamente prejudicial para a articulação do ombro, para os braços e para a saúde da região do pescoço e da cabeça.

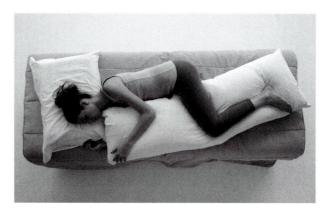

FIG. 117 – Deite e mantenha o quadril, o ombro e a cabeça alinhados. Repare como o alinhamento dos braços e das pernas é importante para a manutenção do alinhamento da coluna. A utilização dos travesseiros de apoio nos braços ou nas pernas nos ajuda a manter o bom posicionamento durante a noite.

Ler e ver TV na cama

Muitas pessoas adotam o hábito de ler ou ver televisão na cama. Devemos prestar atenção a esta posição porque quase sempre a distração mental da leitura e da TV nos deixa em uma postura inadequada durante horas.

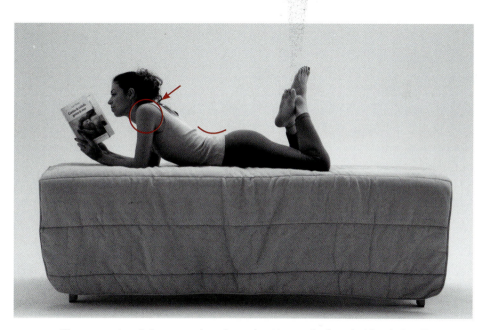

FIG. 118 – Observe o desalinhamento da cabeça (região cervical) no hábito de ler. Esta posição é muitas vezes escolhida por adolescentes na hora de estudar. Além de favorecer um aumento da curva lombar, ela pode ser responsável por dores nessa região. O pescoço e os ombros também são prejudicados.

Devemos evitar esta postura!

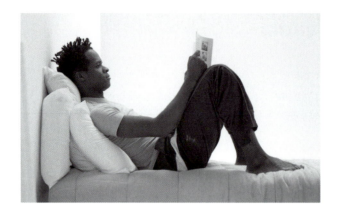

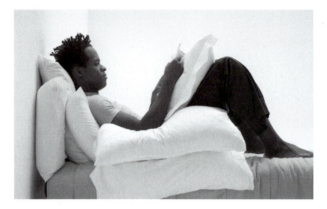

FIGS. 119 E 120 – **Mantenha um apoio de travesseiros para as costas, para a cabeça e, se possível, também para os braços. Deixe o livro apoiado.**

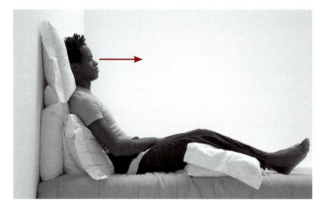

FIG. 121 – **Adapte a altura da televisão para proteger seu pescoço de lesões.**

▶ Atividades com o bebê

Os movimentos e posturas de quem cuida das atividades ligadas à rotina de bebês ou de crianças são extremamente exigentes para o corpo. Além disso, o peso do bebê ou da criança representa uma sobrecarga para as articulações em geral, solicitando ainda um cuidado maior por parte do adulto que desempenha tal tarefa.

Colocar e retirar o bebê do berço

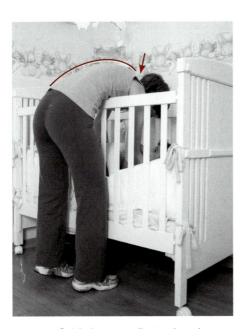

FIG. 122 – **Cuidado com a flexão da coluna.** Evite erguer os ombros em direção às orelhas e fazer torções com a coluna.

> **Importante: não se esqueça de suspender a grade novamente após colocar o bebê no berço.**

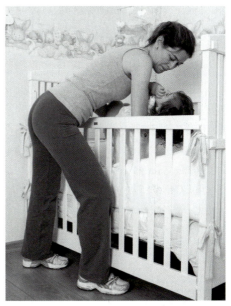

FIG. 123 – **Posicione um pé na frente do outro.** Utilize a flexão dos joelhos e do quadril (coxofemoral). Incline-se para a frente, mantendo a coluna alinhada. Deixe os ombros bem encaixados, para evitar dores nos ombros e no pescoço. Essa orientação serve tanto para colocar o bebê no berço quanto para retirá-lo de lá. Abaixe a grade do berço sempre que realizar tais ações.

O banho

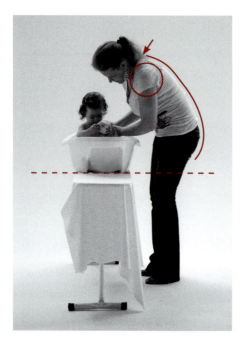 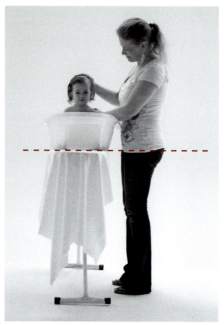

FIG. 124 – Pela altura inadequada da banheira, a mãe precisou realizar uma flexão excessiva com a coluna. Repare também no excesso de tensão dos ombros.

FIG. 125 – Uma dica simples que pode ajudar nesta atividade é adequar a altura da banheira. O ideal é que o fundo dela corresponda à altura de dois a três dedos abaixo do umbigo do adulto, o que ajuda a evitar movimentos de flexão com a coluna. Procure não elevar os ombros desnecessariamente.

Observação: cuidado, esta foto foi realizada em estúdio com a presença de muitas pessoas. Aconselhamos que a banheira esteja sempre apoiada em uma base ampla e sólida.

O colo

Esta é uma situação importante tanto para a postura do bebê e da criança como para a do adulto.

Em relação à criança

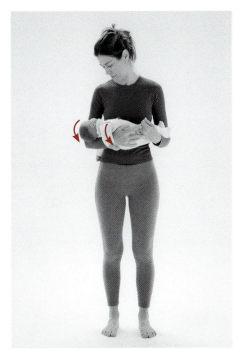 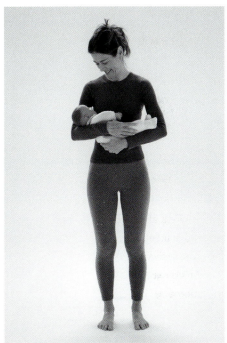

FIGS. 126 E 127 – Não deixe o bebê com a cabeça e os braços soltos. Isso gera desconforto na criança. Sempre que possível, mantenha a cabeça do bebê apoiada e as mãos agrupadas à frente do corpo. Essa atitude trará uma sensação de unidade, gerando mais segurança para o bebê.

Em relação à mãe

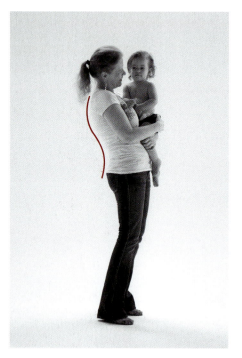

FIG. 128 – Evite jogar o peso do corpo para baixo e para trás. Cuidado com o alinhamento da pelve e da coluna.

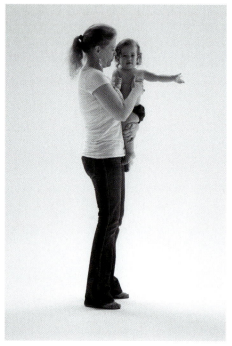

FIG. 129 – Apoie bem os pés. Transfira ligeiramente o peso do corpo para a frente dos pés. Mantenha os joelhos numa postura adequada (nem hiperestendidos nem tão dobrados). Encaixe os ombros para não sobrecarregar ombros e pescoço.

DE OLHO NA POSTURA 97

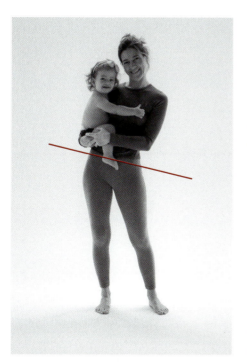
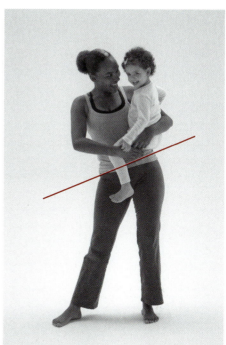

FIGS. 130 E 131 – Evite apoiar o bebê em apenas um dos lados da cintura. Esta postura pode causar desvios na coluna.

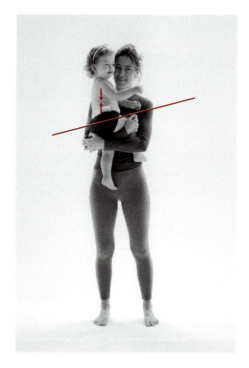

FIG.132 – Ao carregar bebês e crianças, cuide para não elevar um lado do quadril deles. Esse desnível é prejudicial à coluna do bebê e da criança!

Colocar e retirar o bebê do trocador

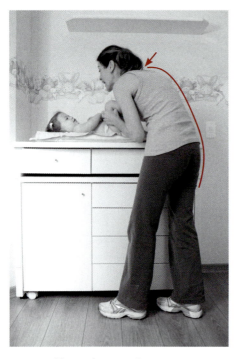

FIG. 133 – **Nesta situação, é comum** realizarmos movimentos excessivos de flexão da coluna. Muitos adultos queixam-se de dor nas costas depois de trocar o bebê.

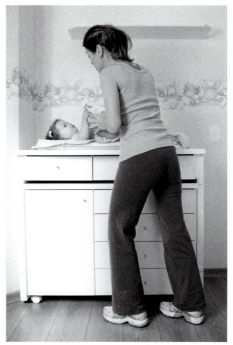

FIG. 134 – **Aproxime-se do trocador e** posicione um pé na frente do outro. Utilize a flexão de quadril, joelhos e tornozelos para inclinar o tronco à frente, mantendo a coluna alinhada. Evite os movimentos de inclinação lateral e de torção com a coluna. Cuidado para não elevar os ombros.

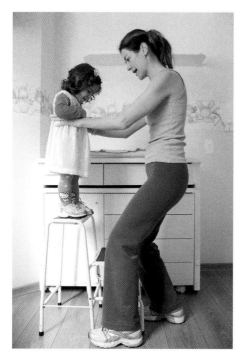 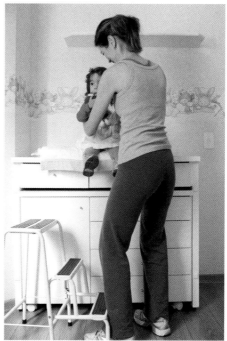

FIGS. 135 E 136 – **Quando a criança for um pouco mais velha, você pode usar uma escadinha para não precisar carregá-la direto do chão. O fato de a criança partir de uma altura maior diminui a sobrecarga nos discos intervertebrais no momento de suspendê-la.**

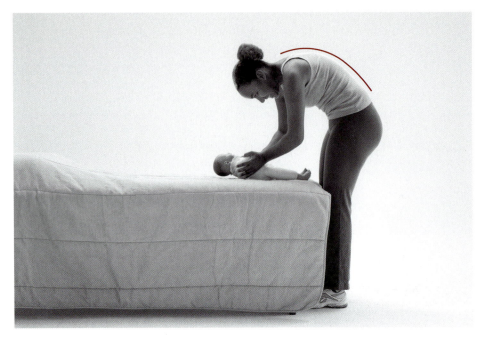

FIG. 137 – Se você for trocar o bebê ou a criança em uma cama baixa, cuidado com o excesso de flexão na coluna!

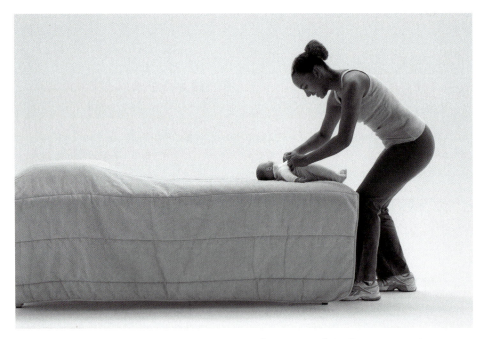

FIG. 138 – Utilize a flexão da articulação do quadril (coxofemoral), joelhos e tornozelos para manter a coluna alinhada, evitando assim a sobrecarga nos discos intervertebrais.

Colocar e retirar o bebê ou a criança da cadeirinha do carro

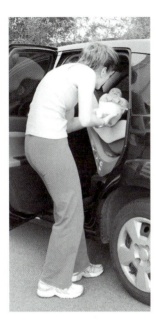
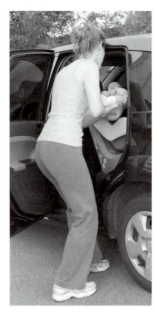
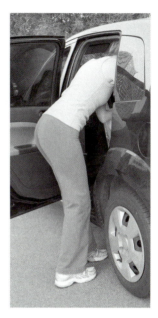

FIG. 139 – Esta é uma situação de risco para a coluna. O movimento inadequado, somado à sobrecarga do peso do bebê, pode ser extremamente prejudicial para a saúde do corpo.

FIGS. 140 E 141 – Flexione quadril, joelhos e tornozelos para chegar até a altura da cadeira. Mantenha o bebê perto do tronco.

Ao retirar o bebê do carro, aproxime-o ao máximo do corpo, evitando os movimentos de torção.

3. Gestantes

Inúmeras alterações corporais ocorrem durante o período gestacional – considerado por muitos um momento de grandes transformações.

A gestação modifica o organismo materno, interferindo na fisiologia, na anatomia e na bioquímica dos diversos sistemas do corpo. Parte dessas alterações influencia diretamente a postura corporal, muitas vezes gerando desconforto e dor. De acordo com as atividades diárias, tais dores podem ser agravadas ou perpetuadas por hábitos posturais inadequados.

A consciência corporal é uma grande aliada das gestantes na prevenção das dores de natureza musculoesquelética, contribuindo para a o seu bem-estar e qualidade de vida.

Proporcionalmente ao aumento do volume abdominal, a curva da coluna lombar acentua-se (hiperlordose lombar), sobrecarregando-a. Entre 50% e 80% das grávidas apresentam lombalgia a partir do quarto mês de gestação. À dor associa-se a preocupação com a integridade do bebê.

Uma gestante que aumente em 20% seu peso corporal pode aumentar em até 100% a sobrecarga nas suas articulações. Com o aumento do volume abdominal, o centro de gravidade do corpo é deslocado para a frente, aumentando significativamente a lordose lombar.

A frouxidão ligamentar, provocada por hormônios, torna as articulações instáveis. À medida que o útero vai aumentando de tamanho, ocupa mais espaço na cavidade abdominal. Entre 12 e 13 semanas de gestação, o útero encontra-se na altura do osso púbico. Nesse momento, a gravidez começa a ficar evidente, podendo ser notado o aumento da barriga devido à saída do útero da pelve para a cavidade abdominal materna. Com cerca de 20 semanas de gestação, a porção mais alta do útero (fundo uterino) estará aproximadamente no nível do umbigo (cicatriz umbilical). Nesse momento podem surgir dores na região pélvica.

O aumento do volume das mamas também interfere diretamente na postura. O peso dos seios, aliado ao excesso da curva lombar, projeta o tórax para trás, acentuando as dores nas costas.

As orientações apontadas neste capítulo não se diferenciam das anteriores; no entanto, buscamos adaptá--las às necessidades das gestantes. Segundo alguns autores, mais de um terço delas relata lombalgia. Trata-se de um problema grave, que interfere nas atividades cotidianas e na capacidade de trabalho das grávidas, além de contribuir para a insônia.

Durante a gestação, também podem ocorrer dores na região pélvica e nas mãos (síndrome do túnel do carpo), além de sensação de adormecimento ou queimação na região anterior e lateral das coxas (meralgia parestésica). Um programa de exercícios individualizados, somado a orientações posturais, certamente contribui para diminuir a tensão muscular e tornar ainda mais agradável essa fase.

▶ A postura em pé

Como já vimos, durante a gestação ocorre um aumento da curvatura lombar devido ao deslocamento do centro de gravidade para a frente. Uma das possibilidades para que a gestante mantenha uma postura em pé mais saudável é trabalhar com o "encaixe" da bacia, contraindo os glúteos (bumbum) e direcionando o osso sacro para baixo.

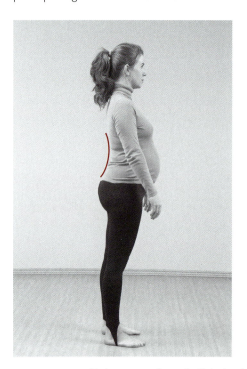 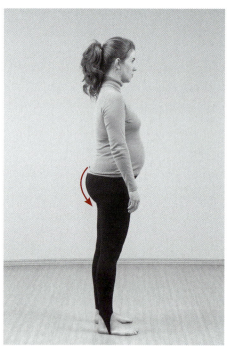

FIGS. 142 E 143 – Note como o "encaixe" da bacia (foto à direita) diminui o excesso de curvatura na lombar (foto à esquerda).

Embora a postura em pé por longos períodos não seja recomendada, principalmente na fase em que a curvatura lombar já está mais proeminente, se for realmente necessário realizar alguma tarefa nessa posição indicamos o uso de um apoio para os pés de até 20 cm, alternando-os.

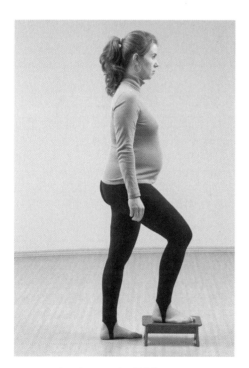

FIG. 144 – **Lembre-se de dividir o peso entre os dois pés. Essa postura alivia a sobrecarga exercida na coluna lombar. Não permaneça mais de 20 minutos nessa posição.**

▶ A postura sentada

Como já vimos, a postura sentada é responsável por dor e desconforto nas costas. Com a gestante não é diferente. Ao contrário; devido à dificuldade de usar a musculatura abdominal, essa postura sobrecarrega ainda mais os discos intervertebrais da região lombar.

Assim como na postura em pé, a gestante deve permanecer sentada por períodos curtos. Também deve evitar cadeiras sem encosto. Se for inevitável, é importante que a gestante mantenha a bacia bem encaixada, preservando assim a coluna lombar de mais sobrecarga.

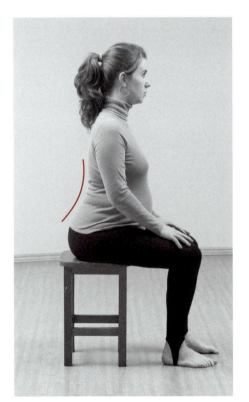 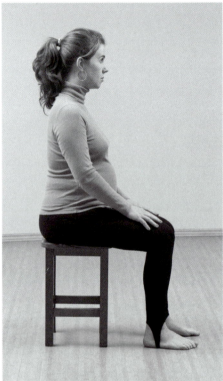

FIGS. 145 E 146 – Perceba que, mais uma vez, um leve ajuste da bacia alivia a pressão na coluna lombar.

Vejamos agora outra situação que convém evitar:

Na imagem a seguir, vemos uma boa postura sentada:

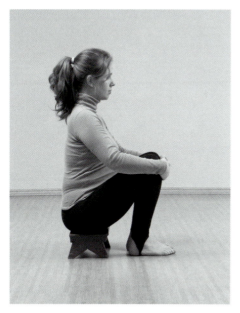

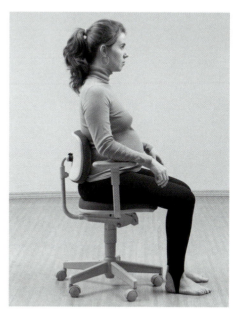

FIG. 147 – Esta postura representa um risco para a saúde da gestante: pode comprimir a região da virilha (anterior/inguinal) e sobrecarregar a musculatura das costas.

FIG. 148 – A gestante está com os pés apoiados no chão, os joelhos formam um ângulo de 90° e existe bom apoio na altura da coluna lombar.

Vejamos agora uma postura inadequada:

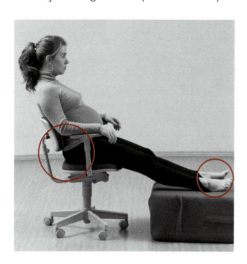

FIG. 149 – Cuidado com o encosto reclinável e com os apoios sugeridos para elevação das pernas e pés. Nessas situações, a pelve escorrega facilmente para a frente, facilitando assim que o peso do abdômen comprima a veia cava inferior. Se utilizar apoios para pés, prefira os mais baixos, com até 20 cm de altura. E lembre-se: as pernas estendidas para a frente e os pés sem apoio comprometem a boa postura da pelve. Portanto, não abuse dessas situações a partir do quarto mês de gestação.

Como levantar da cadeira

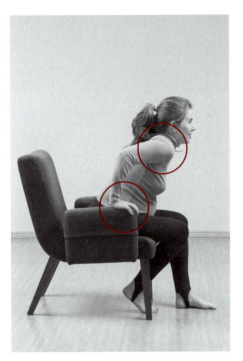

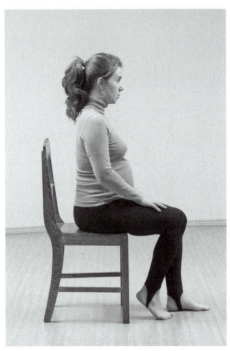

FIG. 150 – **Evite utilizar em excesso o apoio das mãos como alavanca para se levantar. A sobrecarga de peso sofrida pelos punhos e pelas mãos favorece o desenvolvimento da síndrome do túnel do carpo, especialmente a partir do quinto mês de gestação. Além disso, os ombros também sofrem com o excesso de elevação e a rotação interna.**

FIG. 151 – **Realize uma alavanca com os pés, posicionando-os um à frente do outro. Retire o calcanhar do pé de trás do chão e utilize o impulso dos pés para levantar, minimizando assim o uso da força das pernas.**

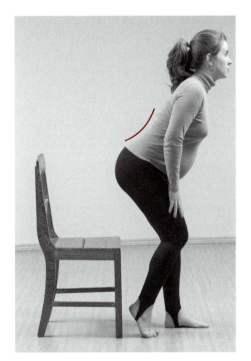 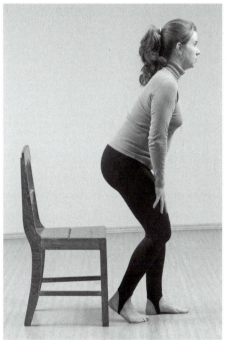

FIGS. 152 E 153 – **Mantenha a bacia encaixada em todas as fases do movimento, evitando sobrecargas na coluna vertebral.**

▶ Como agachar

Sugerimos aqui duas possibilidades. Dependendo do volume abdominal e da consciência corporal para manter a bacia encaixada, escolha a que for mais confortável para você.

Opção 1

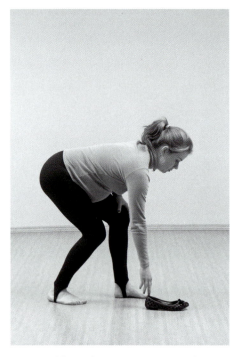

FIG. 154 – **Mantenha as pernas uma à frente da outra. Flexione as articulações dos tornozelos, joelhos e do quadril. Mantenha a coluna alinhada.**

Dependendo do volume abdominal e da hiperlordose, muitas gestantes terão dificuldade de manter a coluna alinhada nessa situação. Sugerimos, então, a segunda opção.

Opção 2

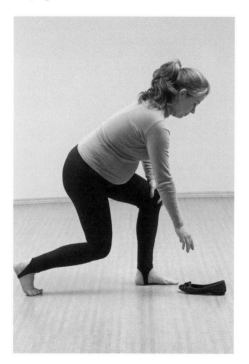 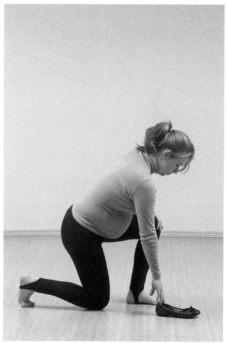

FIGS. 155 E 156 – **Dê um pequeno passo à frente com um dos pés. Desapoie o calcanhar de trás. Flexione joelhos e tornozelos até tocar o chão com o joelho de trás. Mantenha a bacia bem encaixada enquanto realiza o movimento.**

▶ A postura durante o sono

Evite deitar sobre o lado direito. Tal postura favorece a compressão da veia cava inferior, podendo causar danos à saúde do bebê e da mãe.

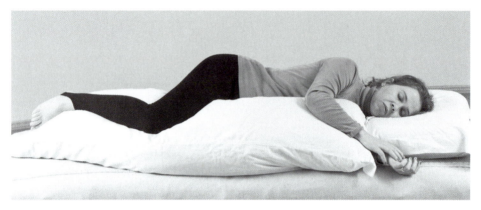

FIG. 157 – **Deite-se e mantenha quadril, ombro e cabeça alinhados. A utilização de travesseiros para apoiar os braços e as pernas ajuda a gestante a manter essa posição durante a noite. Essa postura também é indicada para a grávida que quer descansar durante o dia. Além disso, quando sentir as pernas ou os pés inchados, eleve os pés da cama em até 10 cm, colaborando assim para o retorno venoso. A elevação nos pés da cama com a gestante deitada de barriga para cima também pode piorar o desconforto relativo ao refluxo gástrico. Prefira a postura deitada de lado (lembre-se de deitar sobre o lado esquerdo).**

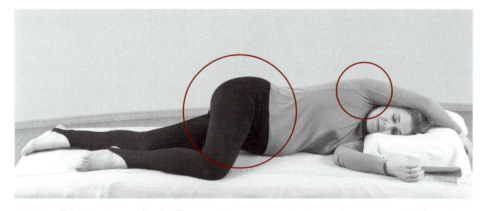

FIG. 158 – **Evite torções na bacia. Essa postura causa rotações perigosas nas vértebras da coluna. Muitas pessoas também elevam um dos braços durante o sono. Essa postura é prejudicial à articulação do ombro e à região do pescoço!**

▶ Posturas de descanso

Vejamos agora algumas posturas que podem ajudar a gestante a relaxar. É importante destacar que a postura de barriga para cima deve ser evitada a partir do quarto mês por mais de 10 minutos consecutivos, pois o peso e o volume abdominal podem comprimir a veia cava inferior, dificultando o retorno venoso e provocando mal-estar.

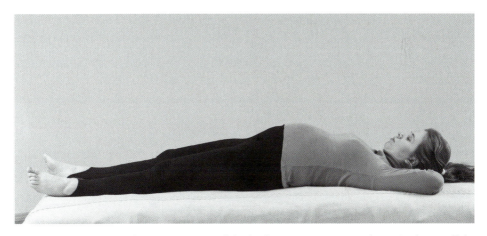

FIG. 159 – Caso queira relaxar, permaneça deitada de costas por no máximo 10 minutos. Evite também cruzar os braços atrás da cabeça. Essa postura é prejudicial para os ombros!

Veja a seguir mais três opções de postura:

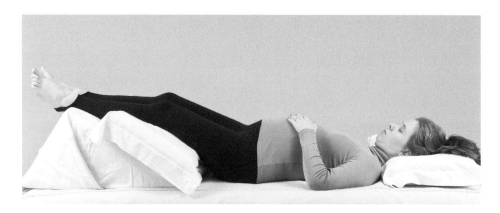

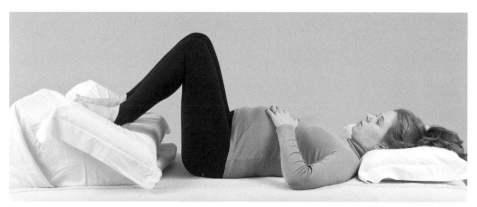

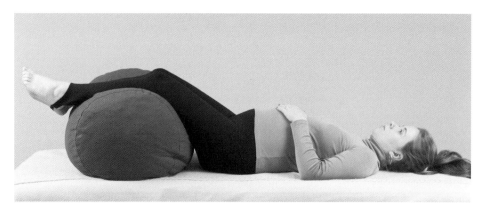

FIGS. 160 A 162 – Embora essas posturas sejam boas para compensar dores nas costas, elas devem ser evitadas por longos períodos a partir do quarto mês, pois podem comprimir a veia cava inferior, comprometendo o retorno venoso. Não fique mais de 10 minutos nelas.

▶ Como levantar da cama

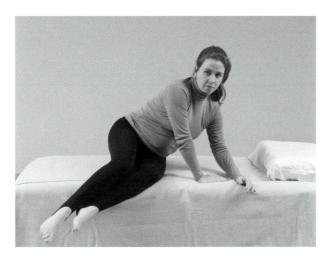

FIG. 163 – Para levantar da cama, retire primeiro as pernas e depois eleve o tronco.

4. Ergonomia

Vamos agora demonstrar os dispositivos existentes no mercado brasileiro que facilitam a adoção das posturas adequadas. O material em que estamos habituados a sentar, deitar, dirigir etc. deve nos ajudar a manter uma posição adequada, facilitando assim a boa organização postural.

▶ Material de escritório

Cadeiras

Existem diversos modelos de cadeiras disponíveis no mercado. Antes de comprar, é preciso ficar atento às suas características e à sua qualidade. Para que uma cadeira possa facilitar a adoção da postura adequada no dia a dia, devem-se observar alguns critérios:

- ▶ regulagem de altura;
- ▶ regulagem de posicionamento do encosto, para que este fique exatamente na região lombar;
- ▶ encosto posterior reclinável, mas com opção de trava;
- ▶ apoio para os braços, preferencialmente com regulagem de altura;
- ▶ material do assento confortável (nem muito duro nem muito mole);
- ▶ rodinhas.

A qualidade do material do assento da cadeira pode favorecer a manutenção de uma boa postura, especialmente quando mantida por um longo período. Caso a cadeira não tenha material adequado, podemos usar outros apoios.

Uma solução prática para melhorar o apoio da coluna nas cadeiras e nos bancos de carro que não têm regulagem é o apoio lombar. Para utilizá-lo de maneira adequada, é fundamental que ele esteja bem posicionado na altura da curva da coluna lombar. Tal apoio não deve aumentar sua curva lombar, mas apenas mantê-la no ângulo fisiológico. O suporte deve favorecer o relaxamento da musculatura lombar sem que haja perda da curvatura da coluna.

Apoio para os pés

O apoio para os pés é muito usado para facilitar o bom posicionamento nas cadeiras sem regulagem de altura. Quando a cadeira é alta para o indivíduo, pode-se fazer a adaptação utilizando tal dispositivo, que deve ser regulável em altura, móvel em inclinação e suficientemente largo para acomodar a largura dos pés na direção das pernas de forma confortável.

Outra solução é o uso de lista telefônica.

Teclados

Alguns modelos ergonômicos de teclado oferecem um posicionamento melhor para as mãos, evitando desvios nos punhos e aliviando os esforços musculares despendidos na atividade de digitar.

Mouse

Já encontramos no mercado *mouses* com regulação ergonômica que podem ajudar a manter a posição organizada dos membros superiores, evitando movimentos desnecessários durante longos períodos. O ideal é que o *mouse* não seja nem muito grande nem muito pequeno. A mão deve estar em contato com o *mouse*, e a base da mão (onde começa o punho) deve ficar apoiada sobre a mesa.

Telefone: *bluetooth* e *headset*

A postura que adotamos quando falamos ao telefone tem sido responsável por fortes dores no ombro, na cabeça, no pescoço e no braço. Temos por hábito segurar o telefone fazendo uma elevação com o ombro, a fim de liberar as mãos para nos dedicarmos a outras atividades como digitar, escrever, comer etc.

Podemos garantir que essa não é uma boa escolha! A coluna toda sofre com essa postura. Nessas situações, sugerimos o uso do *headset* ou, sempre que possível, o viva voz ou o *bluetooth* (no caso de aparelhos celulares).

Com medidas simples, promovemos o melhor posicionamento do pescoço e dos ombros, evitando dores nessa região.

▶ Sono

Neste item, vamos nos limitar às correções dos materiais, já que a postura do corpo foi adequada conforme as indicações no Capítulo 2.

Segundo muitos profissionais, o melhor colchão é aquele em que se dorme bem. Isso nos parece óbvio, mas às vezes tal informação não é suficiente para auxiliar as pessoas na hora de escolher seu colchão e travesseiro. Assim, faremos as indicações conforme pesquisas recentes e nossa experiência clínica.

A qualidade do material do travesseiro e do colchão influencia diretamente a manutenção da postura adequada durante o sono. Como? No caso de material inadequado, o cérebro reconhece o desconforto e emite uma informação para que o corpo mude de posição. Enquanto houver desconforto ou dor, o cérebro envia o mesmo comando. Assim, o corpo não consegue chegar à fase do relaxamento profundo. Como vimos anteriormente, é nessa fase que nosso sistema locomotor se recupera das sobrecargas vividas durante o dia.

Existem várias razões para isso. Quando o colchão é muito duro, aumenta a área de pressão exercida pelo peso do corpo. Esse tipo de colchão não oferece nenhuma adaptabilidade ao peso do corpo. Com o tempo, a pressão começa a gerar desconforto ou dor. Quando, porém, o colchão é muito macio, não oferece nenhuma reação diante da pressão do corpo. Ele só cede. Com isso, a coluna perde seu bom alinhamento.

Em relação ao travesseiro, já vimos que a altura dele tem de ser adequada às posições de lado (decúbito lateral) ou de barriga para cima (decúbito dorsal). Aqui, ensinaremos você a adequar a altura do travesseiro na postura de lado (decúbito lateral) e apontaremos os materiais adequados para manter o bom posicionamento do corpo.

Como escolher um travesseiro

O melhor travesseiro é aquele que mantém a altura que determinamos como ideal para a posição escolhida. Vimos anteriormente que a posição de lado e a posição de barriga para cima demandam travesseiros de altura diferente.

Para determinar a altura ideal de seu travesseiro na postura de lado, meça a distância entre o acrômio e a base da orelha (veja a fig. 164).

Para dormir na posição de lado, recomendamos três tipos diferentes de material: viscoelástico, látex e espuma compacta. Eles têm boa capacidade de reação ao peso da cabeça. Se estiverem

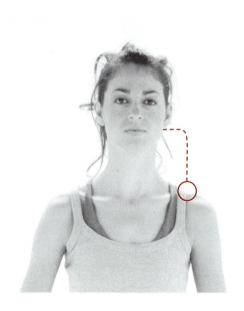

FIG. 164 – **Seguindo** nossa clavícula até o fim, chegamos à região do acrômio. A partir dessa estrutura até a base da orelha, encontramos a altura ideal para o travesseiro. Ele deve preencher esse espaço de forma integral.

na altura adequada, mantêm a coluna cervical alinhada. Desaconselhamos materiais muito moles, como espuma em flocos, algodão e pluma de ganso. Eles afundam demais, podendo causar desvios no alinhamento da coluna cervical. Também não aconselhamos o uso de materiais excessivamente duros. Assim como os colchões duros, eles não absorvem o peso, aumentando a área de pressão.

Os travesseiros sugeridos para pernas e braços na postura de lado podem ser de diferentes materiais. O importante é que não sejam muito finos ou baixos, a ponto de permitir o contato de um joelho com o outro, nem muito altos, a ponto de fazer uma abertura no braço de apoio que ultrapasse a linha do ombro ou na perna de apoio que ultrapasse a linha do quadril.

Para a postura de barriga para cima (decúbito dorsal), a recomendação é a mesma. O importante é que o material mantenha a altura adequada. Nada de travesseiros muito altos!.

O melhor colchão

A função do colchão é sustentar de forma confortável a postura adotada pelo indivíduo.

Nos **colchões de espuma**, devemos seguir a tabela de densidade *versus* peso do indivíduo. Esse material é mais indicado às pessoas que dormem sozinhas, pois não há, nesse caso, a possibilidade de adaptação para o peso de cada um.

Os **colchões de mola** têm boa absorção de impacto, o que ajuda a manter o conforto durante a noite.

Porém, no caso de casais, é essencial que sejam de molas individuais, especialmente para o casal com pesos diferentes.

Recomendamos a cobertura de viscoelástico para promover melhor absorção do peso corporal.

Indicamos ainda – embora sejam mais caros – os colchões de **látex** e de **viscoelástico**, que apresentam adaptação corporal muito boa. É importante respeitar o prazo de validade do colchão.

É fundamental, de tempos em tempos, virar o colchão de espuma, alternando tanto os lados quanto a região em que ficam os pés e a cabeça. Essa medida preserva por mais tempo a qualidade de absorção do material.

5. Dor crônica

A dor é uma experiência sensitiva vivida universalmente. Todos nós, com raríssimas exceções, já sentimos dor. Ao mesmo tempo, essa experiência tem um caráter extremamente individual. Podemos afirmar que, se cinco pessoas passarem pela mesma situação de agressão, terão reações diversas de dor. Se elas cortarem o dedo com a mesma faca e do mesmo jeito, sentirão intensidades diferentes de dor e reagirão de maneira própria diante da situação. Isso acontece porque a dor é composta por fatores fisiológicos, psicológicos e sociais. Em geral, trata-se de um sintoma de que algo não vai bem. Ela é um sinal de alerta importante para o organismo.

A dor aguda é vital para nossa sobrevivência. Existe uma doença raríssima denominada analgesia congênita. Os indivíduos portadores dessa doença não percebem o fenômeno doloroso, isto é, não sentem dor. Isso é gravíssimo, pois, em geral, não conseguem se defender adequadamente nem das agressões sofridas pelo ambiente nem das doenças. Infelizmente, muitos desses pacientes não chegam a sobreviver até a fase adulta, já que seu sistema de alerta e de defesa não funciona.

No momento em que sentimos dor, normalmente o organismo promove reações fisiológicas rápidas para restabelecer seu estado funcional (equilíbrio). Quando essas reações, com os tratamentos indicados para aquela dor, não são suficientes para restabelecer a saúde e a função, começamos um processo de cronificação.

Diferentemente da dor aguda, a dor crônica não representa uma função útil para a saúde do organismo. Ao contrário, ela deixa de ser um sintoma (sinal) e passa a ser a própria doença. Em tais casos, o importante é detectar a origem da dor. Vemos pessoas sofrendo de dor por anos a fio!

Vejamos o seguinte ensinamento, transmitido em um curso de Jin Shin Jyutsu (Iole): "Se uma criança entra em casa com o tênis sujo de barro e deixa marcas no chão da sala, não basta limpar o chão. Essa é apenas uma parte do trabalho. É fundamental que possamos remover o tênis sujo dos pés da criança, senão a situação vai se repetir".

Assim é com a dor crônica. Muitas vezes, as intervenções terapêuticas ficam só nos efeitos, esquecendo-se da importância da origem. Por sua complexidade, a dor crônica deve ser tratada por uma equipe multidisciplinar e interdisciplinar.

Portanto, as orientações dadas neste livro servem como medidas preventivas de dores musculoesqueléticas e são extremamente úteis para complementar o tratamento dos pacientes que já sofrem de dores dessa natureza, mas em momento algum elas devem dispensar a orientação de um médico.

6. Duas histórias para contar

Neste capítulo, vamos contar duas histórias que consideramos interessantes. Uma fala de ergonomia; a outra, de avaliação e tratamento de um paciente com dor crônica.

▶ José e Guita Mindlin

Na década de 1930, cursando a faculdade de Direito da Universidade de São Paulo, o querido e renomado bibliófilo José Mindlin conheceu Guita, que futuramente viria a ser sua esposa. Sentada na carteira universitária, Guita se via em apuros. Sua estatura era baixa para a altura da cadeira, e se ela apoiasse as costas no encosto da cadeira seus pés ficavam balançando sem conseguir tocar o chão. Tal situação deixava-a aflita. Pois bem, como resolvê-la?

José Mindlin tinha a solução! Ele criou um livro de madeira (livro-objeto) que se transformava num banquinho! Com o apoio, Guita conseguiria manter os pés apoiados. Problema resolvido! E, com seu bom humor característico, ele ainda chamou o livro de "direito bancário"! Essa história é contada pelo próprio Mindlin no catálogo da exposição "Não faço nada sem alegria", exibida no museu Lasar Segall em 1999.

O fato é que, sem saber, ainda na década de 1930, José Mindlin realizou uma interferência ergonômica, auxiliando a adequação postural de Guita para os momentos de estudo. Simplesmente genial!

▶ Desvendando um mistério

Carlos João, motorista, 43 anos, sofria de dores intensas na região lombar à direita e já tinha consultado, num período de três anos e meio, oito médicos em busca de solução e esclarecimento sobre sua dor. Os diagnósticos dados e os tratamentos realizados não trouxeram efeitos duradouros.

Ao questionar as causas de tal situação, Carlos obtinha a informação de que as dores estavam relacionadas com postura, idade e estresse. Entre os tratamentos físicos procurados por ele, foram realizadas sessões de fisioterapia postural, terapia manual e alongamentos segmentares que resultavam em melhora parcial da dor, porém o alívio era temporário.

Quando o paciente chegou até nós, fizemos algumas perguntas referentes aos fatores de melhora e piora da dor. Ele contou que a dor piorava no final do dia, principalmente depois de longos períodos dirigindo. Isso nos chamou a atenção. Nossa observação quanto à maneira com que Carlos dirigia demonstrava que ele estava bem orientado em relação à postura corporal e ao posicionamento do banco, porém na mesma hora ele relatou que a dor e o incômodo já estavam lá. Observando mais atentamente, notamos que havia uma carteira de tamanho razoável em seu bolso traseiro. Quando questionamos se ele costumava dirigir com aquela carteira no bolso traseiro, respondeu prontamente que sim e disse: "É normal eu dirigir dessa maneira!" Sem rodeios, solicitamos a ele que retirasse a carteira do bolso e se organizasse novamente no banco do carro: surpresa! Alívio imediato do desconforto!

Foram necessárias apenas mais duas sessões para melhorar o padrão postural de Carlos, pois aquela dor que tanto o incomodava havia diminuído substancialmente com a simples atitude de retirar a carteira do bolso.

Créditos

Ilustrações

Movimento de flexão da perna (p. 19): Béziers; Marie-Madeleine; Piret, S. *A coordenação motora: aspecto mecânico da organização psicomotora do homem*. São Paulo: Summus, 1992

Coluna vertebral (p. 27): Wikimedia Commons

Disco intervertebral (p. 28): arquivo pessoal dos autores

Pelve (p. 31): D. Renard/Wikimedia Commons

Ilíaco (p. 31): arquivo pessoal dos autores

Articulações do joelho, quadril e tornozelo (p. 33): arquivo pessoal dos autores

Modelos (indicamos aqui a primeira página em que os modelos aparecem)

Ana Maria Albernaz Camargo Ribeiro (p. 106)

André Ribeiro Da Nave (p. 73)

Ariane dos Santos Silva (p. 34)

Bruna Fernandes Ribeiro Costa (p. 65, à direita)

Carmen Nanci Oliveira da Silva (p. 52, abaixo)

Carolina de Sampaio Moreira Ribeiro Costa (p. 95)

Christina Ribeiro (p. 29)

Danielle Katia Rocha Gico (p. 20, acima)

Guilhermina de Sampaio Moreira Ribeiro Costa (p. 20, abaixo)

Julio Cezar Fonseca Cicone (p. 21, à esquerda)

Lavínia Bini Cury Mendes Rosa (p. 76)

Maria Cristina de Sampaio Moreira Ribeiro Costa (p. 96)

Rubens Oliveira Martins (p. 21, à direita)

Sophia Fernandes Ribeiro Costa (p. 101)

Agradecemos a LL Eventos/Ligia Licnerski pelo empréstimo da cadeira escolar.

Impressão e Acabamento:
Geográfica editora